Zeit für MICH

W0240503

100 WEGE ZUR ACHTSAMKEIT

Zeit für MICH

Liebe Leserin und lieber Leser,

endlich einmal genug Zeit. Das klingt verführerisch. Es wäre schön, wenn es gelingen könnte, ganz exklusive Zeit nur für sich einzurichten, sich zurückzuziehen und nur dem zu folgen, was man schon lange einmal tun wollte. Vielleicht nur ausspannen und zu echter Ruhe finden. Vielleicht bedeutet es aber auch herauszufinden, was man gerne anfangen möchte mit der Zeit, die uns geschenkt ist.

Dieses Buch will Ihnen dabei helfen, kleine Treffen mit sich selbst einzurichten und diese Zeit zu genießen. Letztendlich liegt es an Ihnen, wie viel Zeit Sie Ihren Erledigungslisten widmen möchten. Da sie ohnehin niemals komplett abgearbeitet werden können, hindert uns eigentlich wenig daran zu sagen: Dann nehme ich mir jetzt sofort ein wenig Zeit für etwas Schönes.

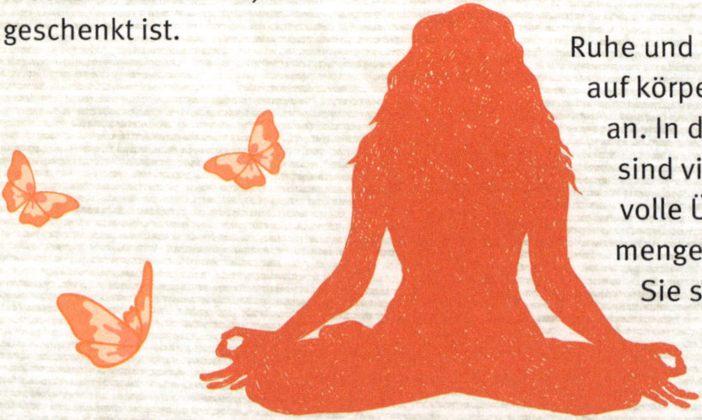

Ruhe und Pause fangen auf körperlicher Ebene an. In diesem Buch sind viele wirkungsvolle Übungen zusammengestellt, mit denen Sie sich entspannen und sich selbst zuwenden können. Zu einem besseren Körpergefühl kommen Sie zunächst mit bewusster, tiefer Atmung, zu der Sie hier angeleitet werden.

Neben den Atem- sowie ein paar Yoga- und Tai-Chi-Übungen werden Sie auch einige Anleitungen dazu finden, Ihre Gedanken auf neue Wege zu schicken. Mithilfe dieser Art von Meditationen wird es Ihnen gelingen, lästige, zeitraubende Grübeleien zu unterbrechen und sich neuen Räumen zu öffnen. Es ist möglich, sich von negativen Vorstellungen und belastenden Emotionen zu verabschieden. Auf diese Weise gewinnen Sie Zeit für sich, die Sie mit ergiebigeren Tätigkeiten füllen können. Vielleicht lassen Sie sich dazu auch von den verschiedenen Denkanstößen inspirieren, die Sie ebenfalls in diesem Buch finden.

In den 100 Wegen können Sie nach Lust und Laune schmökern. Vielleicht sind ein paar Übungen dabei, von denen Sie sich ganz

besonders angesprochen fühlen und die sich in Ihren Tagesablauf integrieren lassen. Sie werden merken, dass es gar nicht so schwer ist, all die vermeintlich wichtigen Dinge im Leben einfach für eine Weile liegen zu lassen und das zu nutzen, was Ihr kostbarstes Gut ist: Ihre Lebenszeit.

Wir wünschen Ihnen viele ruhige, besinnliche und inspirierende Momente mit sich selbst!

1

„Die Zeit verweilt lange genug
für denjenigen, der sie nutzen will."

Leonardo da Vinci (1452–1519)

2

Es geht los

„Ich werde mich ändern und sehr bald alles besser machen.
Vorher muss ich nur noch mal eben …"

Diesen Gedanken kennen viele von uns nur zu gut. Wer sich des Öfteren dabei ertappt hat, der kann an genau dieser Stelle die Veränderung beginnen. Wir müssen nämlich erst einmal erkennen, dass es immer noch etwas zu tun, zu erledigen, zu bedenken gibt, bevor wir uns dem zuwenden, was wir eigentlich die ganze Zeit schon tun wollen. Und so stellen wir fest, dass der rechte Zeitpunkt für Veränderung immer genau jetzt ist. Ohne Aufschub.

Denn wir werden den Punkt, an dem alles erledigt ist, niemals erreichen. Darum fangen Sie mit der Achtsamkeit am besten gleich an. Jetzt.

MBSR

Achtsamkeit ist heute in aller Munde, weil sie eine effektive Methode zur Entspannung und Entschleunigung ist. So neu, wie es uns scheint, ist die Idee aber nicht.

Schon vor 40 Jahren gründete der amerikanische Biologe Jon Kabat-Zinn die Stress Reduction Clinic, in der stressgeplagte und auch chronisch kranke Patienten einen neuen Weg der Selbstheilung lernen konnten: MBSR.

Hinter der Abkürzung verbirgt sich die Methode Mindfulness Based Stress Reduction, also „Achtsamkeitsbasierte Stressreduktion", in die Kabat-Zinn Erfahrungen mit asiatischen Meditationsformen und Geisteshaltungen einfließen ließ.

Seitdem war die Verbreitung der Methode MBSR und Achtsamkeit kaum aufzuhalten. Heutzutage werden in großen und kleinen Städten MBSR-Kurse angeboten. Dort lernt man erste Übungen zur Achtsamkeit, z. B. den Body Scan und leichte Meditationen. Wenn Sie im Internet nach MBSR suchen, werden Sie sicher auch Kurse in Ihrer Nähe finden.

Urlaub für die Füße

Wenn die Zeit oder Gelegenheit für ein Vollbad fehlt, kann auch ein Fußbad schon wahre Wunder wirken. Es ist schnell eingelassen in einer kleinen Wanne oder einem Eimer, und es lässt sich nahezu an jedem Ort einrichten. Dazu muss man auch gar keine anstrengende Wander- oder Einkaufstour hinter sich haben.

Die anregende Variante ist das Wechselbad, für das Sie einen Eimer mit heißem und einen mit kaltem Wasser benötigen. Wechseln Sie von kaltem zum warmem Wasser und beenden Sie Ihre Anwendung mit dem kalten Eimer. Legen Sie am besten Handtücher bereit, falls etwas daneben geht oder ein Gast überraschend klingelt.

Für einen besonderen Genuss sorgen einige Spritzer Badeöl im Wasser und eine kleine Massage mit Fußcreme zum Abschluss.

MAL MAL WIEDER

Ausmalen ist etwas Schönes, auch für erwachsene Ausmalkünstler. Die wunderschönen Bilder in Ausmalbüchern für Erwachsene bieten vielfältige, komplexe Motive, bei deren Farbgebung Sie sich kreativ austoben und gleichzeitig entspannen können. Ausmalen macht Spaß, fokussiert die Gedanken auf eine Sache und entführt Sie so für kurze Zeit weg aus dem Alltag. Eine echte kleine Auszeit.

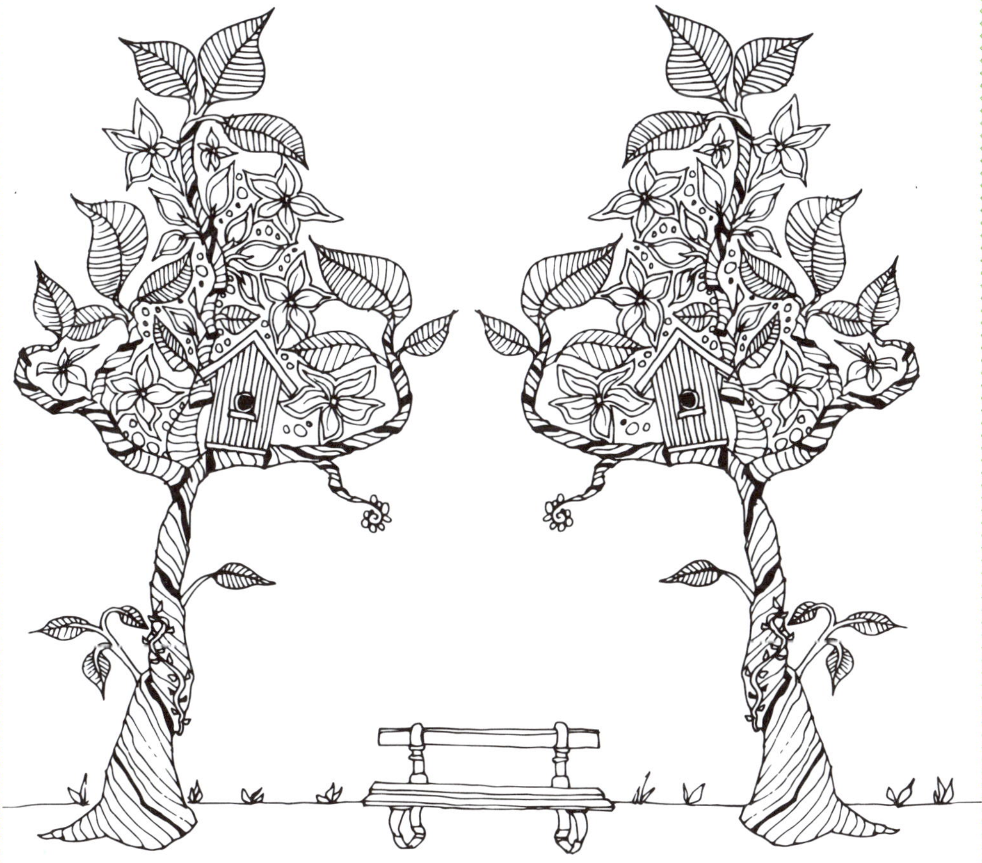

6

Im Gewimmel

Wer einmal an einem Samstag in der Adventszeit den Fehler gemacht hat, eine wichtige Besorgung in der Innenstadt erledigen zu wollen oder gar in einem Möbelhaus noch zwei Regale zu erstehen, der kennt das Gefühl, in einer Menschenmenge festzustecken und weder mit Geld noch mit guten Argumenten etwas dagegen ausrichten zu können. Beeilen hilft hier genauso wenig wie Drängeln im Stau.

Probieren Sie mal, wie es sich anfühlt, sich dem trägen Fluss zu überlassen. Nicht drängeln, sich nicht an einen anderen Ort wünschen, einfach nur mitfließen und wahrnehmen, wer da sonst noch so ist. Keine angenehmen Zeitgenossen? Wer weiß, wen man alles so wahrnimmt, wenn man genauer – und freundlicher – hinschaut.

7

Wenn Sie wählen könnten – mit wem oder was würden Sie dann für einen Tag die Plätze tauschen wollen? Einem Promi? Ihrer Lieblingskatze? Einem 1-Euro-Stück? Überlegen Sie, warum Sie genau mit dieser Person oder diesem Gegendstand tauschen wollen würden. Wenn Sie mögen, schreiben Sie Ihre Gedanken auch auf.

Eine Frage …

8

Badeöl

„Sensuelle"

Dieses sinnliche Badeöl vereint die betörenden Düfte von Jasmin, Patchouli und Sandelholz. Sie können es bei einem Fußbad genießen oder natürlich einem warmen, wohligen Vollbad. Seien Sie aber auch schon bei der Zubereitung achtsam. Riechen Sie die verschiedenen Düfte der unterschiedlichen Öle? Beobachten Sie doch mal ganz genau, wie sich alles beim Rühren vermischt und schenken Sie auch der herrlichen goldgelben Farbe Beachtung.

Zutaten:
50 ml Sojaöl * 50 ml Traubenkernöl * 10 ml Lysolecithin
5 Tropfen ätherisches Jasminöl * 5 Tropfen ätherisches Patchouliöl
3 Tropfen ätherisches Sandelholzöl

HERSTELLUNG: Soja- und Traubenkernöl lauwarm erhitzen. Das Lysolecithin am besten mit einem batteriebetriebenen Milchschäumer einrühren. Etwas abkühlen lassen, mit den ätherischen Ölen beduften und nochmals verrühren.

HALTBARKEIT: Bei kühler und dunkler Lagerung beträgt die Haltbarkeit ca. sechs Monate.

ANWENDUNG: 1-mal wöchentlich dem einlaufenden, 37 °C warmen Badewasser zugeben. Ca. 20 ml sind für ein Vollbad ausreichend. Baden Sie nicht länger als 15 bis 20 Minuten, da dies schädlich für Haut und Kreislauf sein kann.

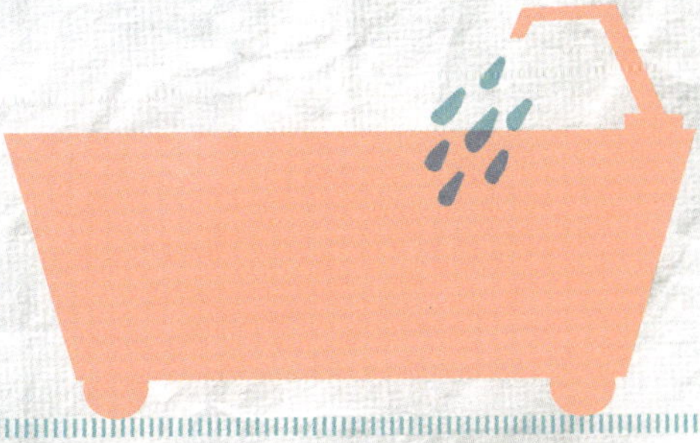

Apfel als Anker

Ein wirksamer Trick, sich die Achtsamkeit regelmäßig in Erinnerung zu rufen, ist einen Anker zu setzen. Also ein Zettelchen am Spiegel oder ein Knoten im Taschentuch oder aber auch eine tägliche Routine, die wir dem achtsamen Tun widmen.

Ein besonders gesunder Achtsamkeits-Anker ist der tägliche Apfel. Nehmen Sie sich einfach täglich eine Mini-Auszeit mit Apfel. D. h. Sie ziehen sich einfach mit einem Apfel kurz zurück und lassen es (bzw. ihn) krachen.

Konzentrieren Sie sich dabei auf den Geschmack, Geräusche, Gerüche und tun Sie in der Zeit nichts anderes. Nicht grübeln, nicht nochmal über eine Liste schauen, nicht Wollmäuse unterm Bett entdecken. Einfach nur der Apfel und Sie. Für ein paar Minuten.

10

Der BODY SCAN

Klingt wie Ultraschall, ist aber eine Achtsamkeitsübung, bei der ein Körperteil nach dem anderen bewusst wahrgenommen wird und die Gedanken sich auf diese Beobachtung konzentrieren:

1. Legen Sie sich auf den Rücken. Unterlage kann eine Yogamatte oder auch Ihre Matratze sein.
2. Beobachten Sie zu Beginn nur Ihren Atem, wie die Bauchdecke sich hebt und senkt.
3. Gehen Sie nun von der Beobachtung des Atems über zur Beobachtung Ihres Körpers. Dabei beginnen Sie mit den linken Zehen. Atmen Sie bis in Ihre Zehen hinein.
4. Den Zehen folgen Fußsohle, Ferse, Knöchel. Atmen Sie in jedes der Körperteile und spüren Sie nach, wie sie auf dem Boden aufliegen.
5. Nun wandern Sie so mit Ihrer Wahrnehmung durch das linke Bein und nehmen sich anschließend das Rechte vor. Es folgen die Arme, bei den Fingerspitzen beginnend bis zur Schulter, und schließlich der Hals und der Kopf bis zum Scheitelpunkt.
6. Störende Gedanken ans Aufhören oder Zweifel nehmen Sie in aller Ruhe wahr und lassen Sie wieder davonziehen.

Hindernisse

Morgen geht es los. Fürs neue Jahr nehme ich es mir vor. Sobald die große Konferenz geschafft ist und ich im Büro kürzer treten kann, ist es soweit. Meine Zeit kommt, wenn die Kinder aus dem Haus sind. Wir finden so viele gute Gründe, nicht gleich heute mit der Achtsamkeit zu beginnen.

Es scheint so viele dringliche Entschuldigungen zu geben. Aus welchen Gründen beginnen Sie nicht gleich heute mit einer Übung, und seien es nur ein paar Atemzüge oder ein Gang durch den Garten? Was fällt Ihnen dazu ein? Und stehen Ihnen diese Gründe und Entschuldigungen wirklich im Weg?

1. ....

2. ....

3. ....

4. ....

5. ....

6. ....

7. ....

8. ....

9. ....

10. ....

IST DAS ANSTRENGEND!

Achtsamkeit übt sich nicht von alleine. Es geht nicht darum, nur gedankenverloren in der Teetasse zu rühren und sich dabei möglichst wohl zu fühlen. Achtsamkeit strengt an, ein wenig zumindest.

Denn unsere Gedanken wollen nun mal immer die gleichen Bahnen entlangrieseln. Sie machen das schon seit langer Zeit. Ihnen eine neue Richtung zu geben – dazu braucht es einen Entschluss und Geduld. Ein wenig Durchhaltevermögen an den Tagen, an denen man sich unruhig und ungeduldig fühlt. Ein wenig Konzentration auf die Lücken zwischen den Gedankenketten, wenn man sehr beschäftigt ist. Abschalten, gerade wenn die Erledigungen sich auf der To-Do-Liste drängeln.

Das Gute ist: Jeder Tag bietet eine neue Chance, es zu versuchen. Achtsamkeit ist nicht wie eine Diät, die man nach dem dritten Tag abbricht und dann verdrängt. Sie ist eine Haltung, die man sich angewöhnen kann. Anfangs vielleicht mit etwas Mühe. Später dafür mit wachsender Freude. Die ist der Lohn für die Mühe.

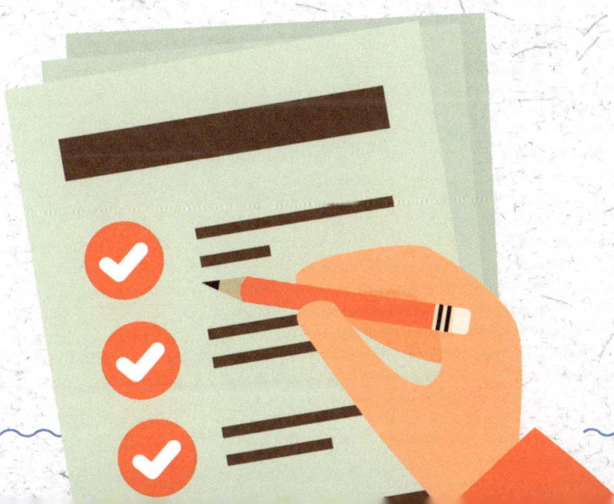

Schälen, hobeln, schnippeln

Klar kann man Mohrrüben und Sellerie mit der elektrischen Küchenmaschine in Sekundenschnelle in feinste Würfel verwandeln. Von dem Getöse abgesehen ist das eine ziemlich komfortable Sache. Sie können aber auch einmal Ihre Küche zum Zentrum der Achtsamkeit machen und dort alle Tätigkeiten, insbesondere das Zubereiten von Gemüse, von Hand und ganz bewusst ausführen. Dabei gelten die gleichen Regeln wie immer, wobei hier noch drei hinzugefügt werden:

1. Konzentration auf das, was man tut, verbunden mit bewusstem Atmen.
2. Messer schärfen. Sonst macht es keinen Spaß. Dem Schärfen, Reinigen und Aufbewahren von Messern wird in Zen-Klöstern nicht umsonst eine wichtige Rolle zugeschrieben.
3. Radio ausschalten. Die Nachrichten oder die Charts der Woche lenken Sie nur ab von dem, was gerade wirklich wichtig ist.

SALAT-POWER

für zwischendurch

Auch das Mittagessen während der Arbeit ohne Ablenkung in einer ruhigen Pause zu sich zu nehmen, gehört unbedingt in Ihren achtsamen Alltag. Wenn Ihr Mittagessen dann noch gesund, nahrhaft und lecker ist, stimmt das Gesamtpaket. Zum Beispiel mit Fenchel-Rotkohl-Salat aus dem Glas. Der lässt sich super vorbereiten – wobei Sie Weg Nr. 13 üben können –, sodass Sie ihn in Ihrer wohlverdienten Pause stressfrei genießen können.

Zutaten für 2 Gläser à 1 Liter:

1 kleine Fenchelknolle • 200 g Rotkohl • 40 g Feldsalat • 2 unbehandelte Orangen 30 g Walnüsse • 4 El Olivenöl • 4 Tl Weißweinessig • 1 Tl Honig • 2 Tl Senf Salz • Pfeffer • 1 El gehackte Minzeblätter

1. Die Fenchelknolle waschen, vierteln und den Strunk herausschneiden. Dann ganz fein raspeln. Den Rotkohl ebenfalls waschen, putzen und ganz fein raspeln. Den Feldsalat putzen, gründlich waschen, trocken schleudern und etwas zerpflücken. Die Orangen heiß waschen, dann trocken reiben. 1 Orange filetieren, dabei den Saft auffangen. Von der anderen Orangen 2 Messerspitzen Schale abreiben, die Frucht auspressen und beides in einer Schale mischen. Die Walnüsse grob hacken.
2. Das Olivenöl mit Weißweinessig, Honig, Senf und der Orangensaft-Schalen-Mischung verquirlen. Mit Salz und Pfeffer pikant abschmecken und die Minze darunterquirlen.
3. Das Dressing auf die Gläser verteilen. Den Rotkohl darauf verteilen, dann die Blutorangenfilets einschichten, darauf den Fenchel, dann die Walnüsse und obenauf den Feldsalat. Gut verschließen und direkt vor dem Essen aufschütteln und durchmischen. Dazu passt Baguette oder ein kräftiges Roggenbrötchen.

Alles so schön bunt hier?!

Es gibt Tage, an denen zu viele Möglichkeiten uns schier zur Verzweiflung bringen. Die Regale in Lebensmittelläden und Boutiquen sind berstend voll und selbst wenn bei der großen Auswahl etwas fehlen sollte, finden wir weitere Variationen und Angebote im Geschäft nebenan. Vom Internet ganz schweigen.

Sollte uns das unsere Kraft kosten, ist wieder einmal Zeit zum Innehalten. Niemand verlangt von uns, alle Möglichkeiten zu prüfen. „Weniger ist mehr“ darf die Devise bleiben. Wer seine Zeit für etwas anderes nutzen möchte, der kann das tun.

Sollte also einmal der Shopping-Tag nicht enden wollen oder die vorm Computer verbrachte Zeit in keiner Relation zu dem stehen, was wir da herausfinden: Einfach stopp sagen. Und die alte Jacke noch einen Winter lang auftragen. Daran hindert uns niemand außer uns selbst.

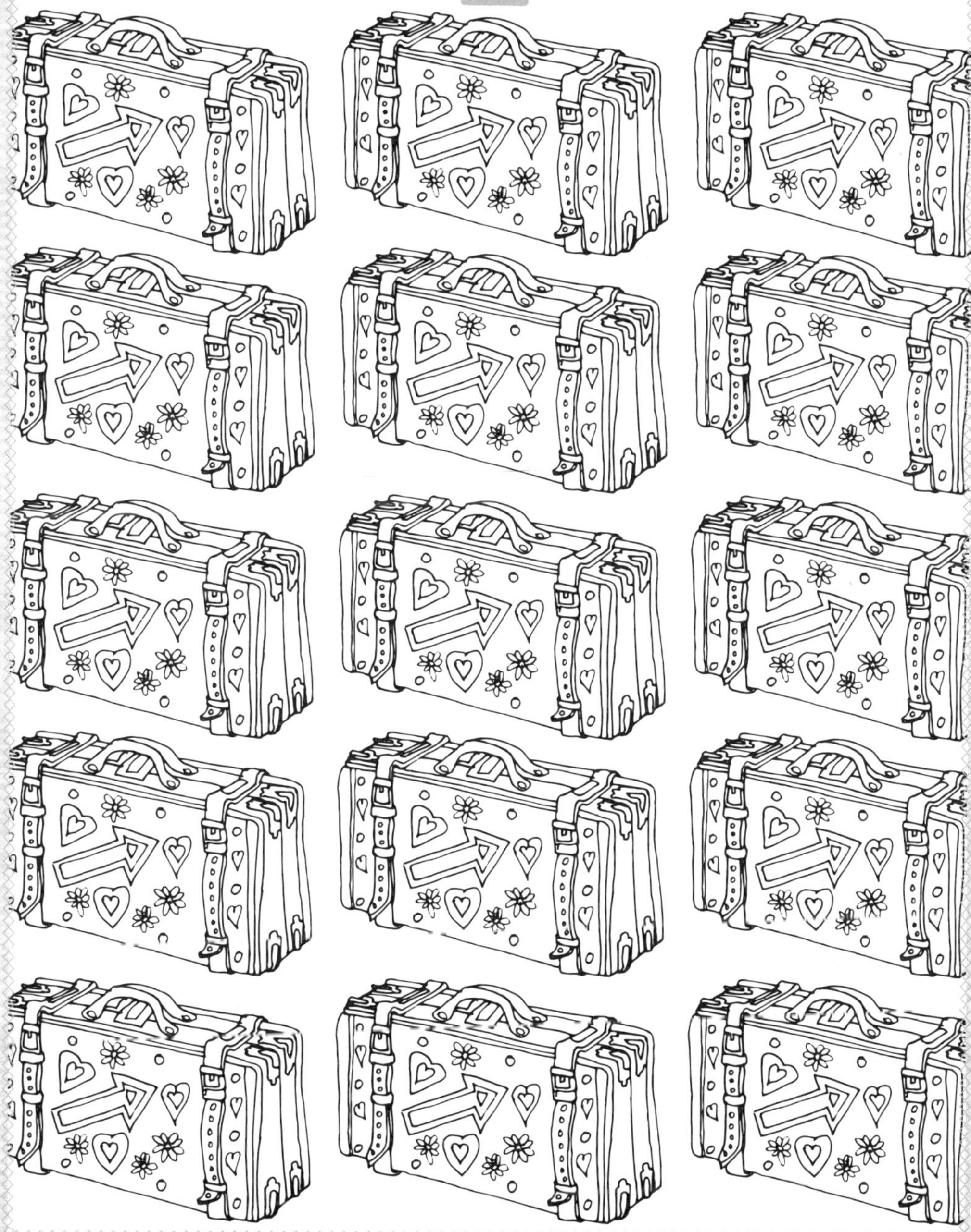

Meine Kraftquelle

Es gibt eine Kraftquelle, die Sie immer bei sich haben, die nicht versiegt und die nicht nachgeladen werden muss: Ihr Atem.

Der Atem steht Ihnen in jeder Lebenslage zu Verfügung, ohne dass Sie viel dafür tun müssen. Den größten Teil erledigt der Atem sowieso alleine und ohne, dass Sie sich dessen bewusst sind. Er versorgt Sie mit Sauerstoff und entsorgt Giftstoffe im Körper.

Nutzen Sie aber auch seine beruhigende, seine belebende, seine inspirierende Kraft? Auch das geht ganz einfach, indem Sie sich am besten mehrmals am Tag bewusst machen, wie der Atem fließt. Halten Sie inne, spüren Sie der Luft nach, die durch die Nase in den Körper gelangt und ihn wieder verlässt.

Nur wenige Atemzüge bringen Sie zu sich selbst zurück, wenn der Trubel überhandnimmt. Sie spüren buchstäblich das Leben, mit dem er Sie versorgt. Spüren Sie hin!

18

Dankbarkeitstagebuch

Haben Sie schon einmal darüber nachgedacht, für wie viele Dinge man im Leben dankbar sein kann? Wenn man sich etwas Zeit dafür nimmt, fallen einem immer mehr kleine Dinge ein, über die man sich gefreut hat oder die gerade nochmal gut gegangen sind.

Vielleicht möchten Sie sich ein Notizbuch anlegen, in dem Sie jeden Abend drei Dinge aufschreiben, für die Sie dankbar sind. Wenn Sie offen dafür sind, diese Dinge zu sehen, werden Sie sich schnell darin üben, genauer hinzuschauen. Der Stoff für kleine Geschichten der Dankbarkeit ist schier unerschöpflich.

19

**„Es ist nicht zu wenig Zeit,
die wir haben,
sondern es ist zu viel Zeit,
die wir nicht nutzen."**

*Lucius Annaeus Seneca
(ca. 4 v. Chr.–65 n. Chr.)*

Blüten-und-Blätter-Mandala

Durch kreative Arbeiten können Sie hervorragend Ihre Achtsamkeit schulen. Selbst, wenn Sie glauben, „zwei linke Hände“ zu haben: Macht nichts! Denn der Weg ist das Ziel. Ob falten, schneiden oder kleben, immer sind verschiedene Materialien im Spiel, verschiedene Gerüche und Farben und natürlich einiges an Konzentration. Arbeiten Sie langsam und bewusst. Vielleicht kommen Ihnen ja noch andere Ideen, was Sie mit den Materialien machen können? Lassen Sie Ihrer Kreativität freien Lauf!
Das nachfolgende Projekt können Sie zusätzlich noch mit einem schönen Spaziergang in der Natur verbinden, bei dem Sie die Materialien selbst sammeln. Viel Spaß!

MATERIAL FÜR EIN MANDALA

» Pappteller, ø 18 cm oder 23 cm
» 1 Blatt Transparentpapier, DIN A4
» verschiedene Blüten
» verschiedene Blätter
» Schnur, ca. 50 cm lang
» spitze Schere
» Klebestift

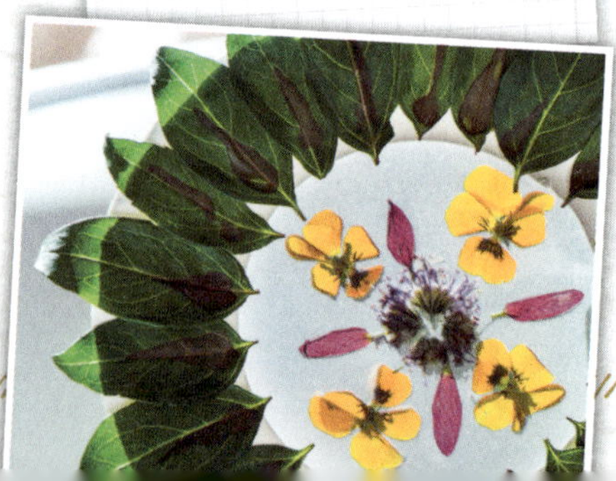

1. Schneiden Sie aus dem Pappteller mittig einen Kreis heraus. Am einfachsten geht das, indem Sie ein Schälchen mit der Öffnung nach unten mittig auf den Teller stellen und einmal mit einem Stift rundherum fahren. Dann stechen Sie mit einer spitzen Schere einmal in die Mitte und schneiden den Kreis aus.
2. Befestigen Sie das Transparentpapier auf der Teller-Unterseite und schneiden Sie überstehende Reste einfach ab. Legen Sie den Teller anschließend mit der Vorderseite nach unten vor sich hin.

TIPP

Sie können zu jeder Jahreszeit ein solches Kunstwerk gestalten. Schauen Sie sich einfach in der Natur um, welche „Zutaten" für Ihr Kunstwerk gerade zu finden sind.

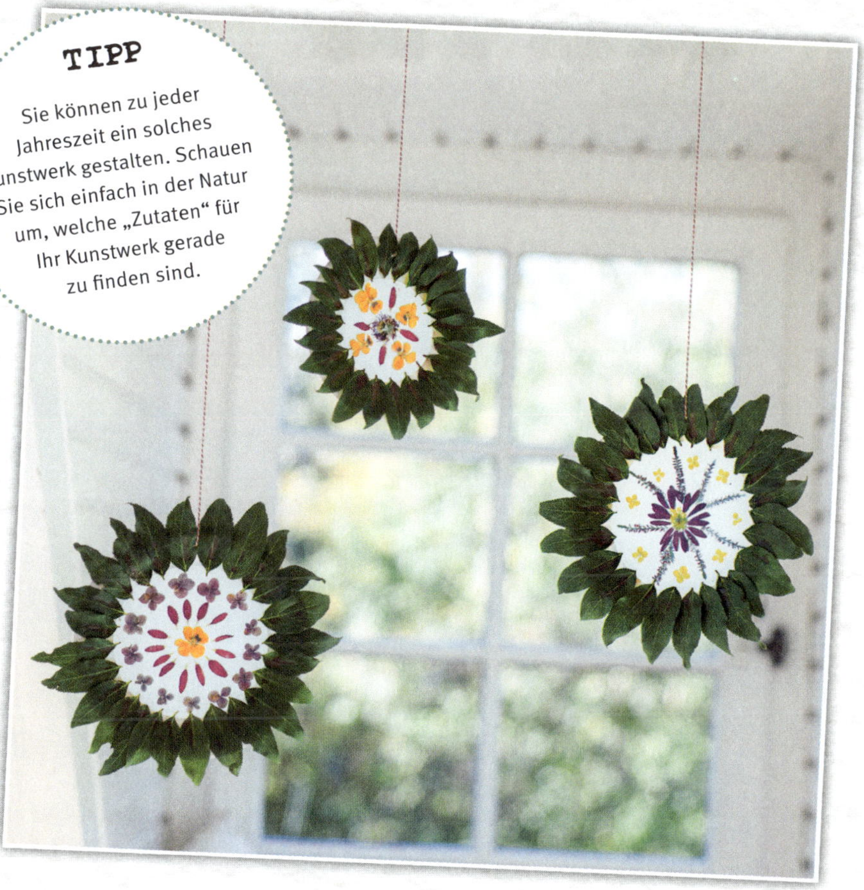

3. Bekleben Sie nun das Transparentpapier mit schönen Mustern aus Blüten. Lassen Sie Ihrer Fantasie freien Lauf. Wenn Sie mit dem Ergebnis zufrieden sind, drehen Sie den Teller um und befestigen dann ringsum Blätter wie einen Kranz auf dem Rand.

4. Zum Schluss stechen Sie mit einer spitzen Schere ein Loch in den Tellerrand und fädeln ein ca. 50 cm langes Stück Schnur hindurch. Verknoten Sie die Enden und hängen Sie Ihr Kunstwerk in ein Fenster, damit Licht hindurchfallen kann.

Selfie – mit mir

Selfie – *das* Phänomen unserer Zeit. Eine Weile haben wir uns vielleicht noch gewundert über die Leute, die sich selbst fotografieren, insbesondere über die, die ihre Smartphones mit Stangen verlängern, um mehr Hintergrund darauf zu dokumentieren. Damit die Welt erfährt, dass wir vorm Taj Mahal oder dem Kölner Dom gestanden haben. So basteln wir an dem Bild, das die Welt von uns haben soll.

Wie wäre es mal mit ein paar Selfies, die nicht für die ganze Welt gedacht sind, sondern nur für sich? Begleiten Sie sich mal durch einen Tag und machen Sie ein paar Schnappschüsse von sich: neben der Waschmaschine, beim Lesen, kurz vorm Einschlafen. Nicht, um sich möglichst vorteilhaft der Welt zu präsentieren, sondern um festzuhalten, womit Sie sich beschäftigen und was Sie beschäftigt.

Wer weiß, vielleicht haben die Bilder in ein paar Jahren für Sie den gleichen Wert wie ein Schnappschuss auf dem Roten Platz.

APPS
zur Achtsamkeit

Achtsamkeit übt sich leichter mit Apps, die Sie auf Ihr Smartphone laden können. Die Hauptidee dahinter ist, dass Sie in regelmäßigen Abständen z. B. mit einem Glockenklang ins Hier und Jetzt zurückgeholt werden. Sie können die Zeiten vorgeben und sich in gewünschten Abständen erinnern lassen.

Es gibt auch Anleitungen zur Meditation, bei der Sie wahlweise durch eine Stimme oder nur durch freundliche akustische Signale angeleitet werden. Sie können die Zeiten, die Sie mit Meditation verbringen, erfassen und ab und an Ihre Fortschritte bilanzieren. Außerdem kann man sich auch hier mit Gleichgesinnten austauschen.

Die Apps heißen zum Beispiel „Buddhify 2", „Die Achtsamkeit App", „Headspace", „Du Hast Pause" oder „MindBell". Vielleicht probieren Sie die eine oder andere davon und schauen, welche am besten zu Ihren Bedürfnissen passt.

23

OHR-ENERGIE

Manche behaupten, die Form Ihrer Ohren verrate etwas über Ihre Talente und Schwächen, Ihre Grundkonstitution und mehr. Sicher ist, dass sich im Ohr wichtige Akupressurpunkte befinden und eine sanfte Massage gegen Stress und Erschöpfung helfen kann.

Nehmen Sie dafür den oberen Teil des Ohrs zwischen Daumen und Zeigefinger. Der Zeigefinger liegt hinten, der Daumen mittig in der oberen Ohrmuschel (Shen-Men-Punkt). Üben Sie sanften Druck auf diesen Punkt aus, dann ziehen Sie das Ohr vorsichtig ein wenig nach außen. Fassen Sie dann etwas tiefer und massieren Sie mit sanftem Druck und kreisenden Bewegungen bis zur Ohrspitze. So lange wiederholen, bis das Ohr warm und rot ist. So stimulieren Sie durch eine kleine Ohrmassage die Energie Ihres ganzen Körpers.

24

„Der Mensch besitzt nichts Wertvolleres als seine Zeit."

Ludwig van Beethoven (1770–1827)

Ein Berg der Ruhe

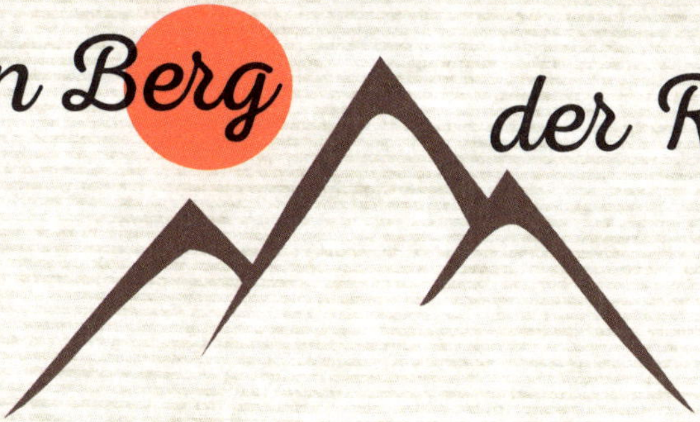

Die Yogaübung Berg (Tadasana) soll Körper und Geist zur Ruhe bringen. Sie öffnet den Brustkorb, erleichtert die Atmung und unterstützt eine aufrechte Körperhaltung. Dabei ist sie nur auf den ersten Blick eine einfache Position: Sie sollen ja nur aufrecht und unbeweglich wie ein Berg stehen. Sie werden aber die Erfahrung machen, dass diese Position durchaus anspruchsvoll ist und Konzentration erfordert.

1. Stehen Sie aufrecht. Die Füße sind parallel und etwa hüftbreit voneinander entfernt.
2. Die gesamte Wirbelsäule bleibt in ihrer natürlichen Haltung. Richten Sie sich bewusst auf, halten Sie den Kopf aufrecht und empfinden Sie ihn als Verlängerung Ihrer Wirbelsäule.
3. Ziehen Sie nun die Schulterblätter nach hinten und unten und weiten Sie dadurch den Brustkorb.
4. Dabei heben Sie die Arme gestreckt zur Seite, aber nicht rechtwinklig, sondern in einem Winkel von 45 Grad, sodass die Fingerspitzen seitlich von Ihnen auf den Boden zeigen. Atmen Sie dabei tief ein und aus und verharren Sie einige Atemzüge lang.

Wiederholen Sie den Wechsel von Spannung und Entspannung vier- bis sechsmal. Mit der Zeit können Sie die Zahl der Wiederholungen ebenso steigern wie die Intensität der Muskelkontraktion. Achten Sie darauf, dass Sie die Schulterblätter nur so weit zurückziehen, wie Ihre Wirbelsäule in ihrer natürlichen Position bleibt. Wenn Sie sie zu weit nach hinten ziehen, fallen Sie ins Hohlkreuz. Und das sollten Sie unbedingt vermeiden.

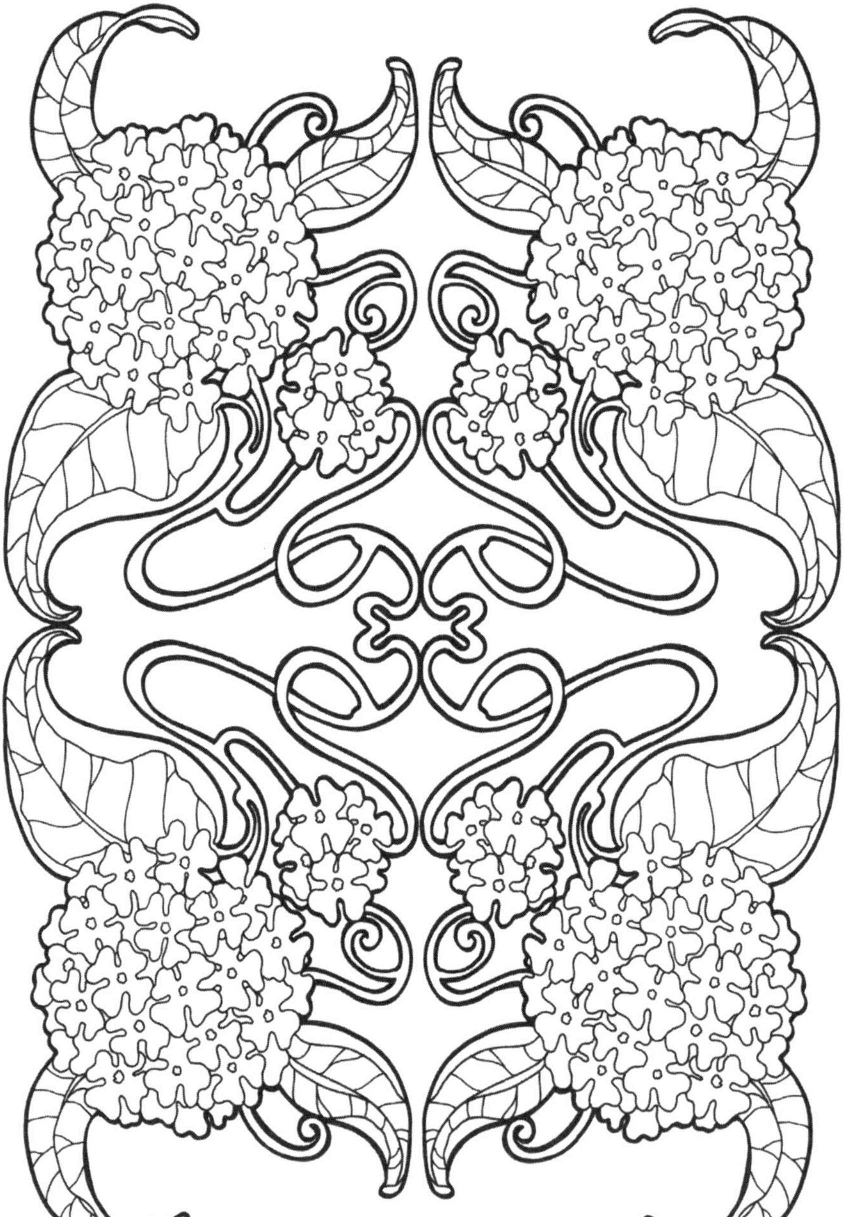

Mandel-Lavendel-Drink

Dieser Mandelmilchshake bietet nicht nur Geschmack, sondern auch Entspannung. Denn Lavendel beruhigt gestresste Nerven und hilft auch beim Einschlafen oder sogar gegen Kopfschmerzen.

Zutaten für 2 Portionen:

40 g gehäutete Mandeln • 1 Medjool-Dattel (oder große Softdattel aus dem Bioladen) 0,5–1 Tl Lavendelblüten • 1 Msp. Kardamon

Die Mandeln in eine Schüssel geben, vollständig mit Wasser bedecken, abdecken und über Nacht einweichen lassen.

Am nächsten Tag die Dattel ebenfalls in eine Schüssel geben, mit Wasser bedecken und ca. 30 Minuten einweichen lassen.

Die Mandeln durch ein Sieb abgießen und unter fließendem Wasser spülen. Die Dattel aus dem Wasser nehmen. Anschließend alle Zutaten mit 600 ml Wasser in einen Standmixer geben und fein pürieren.

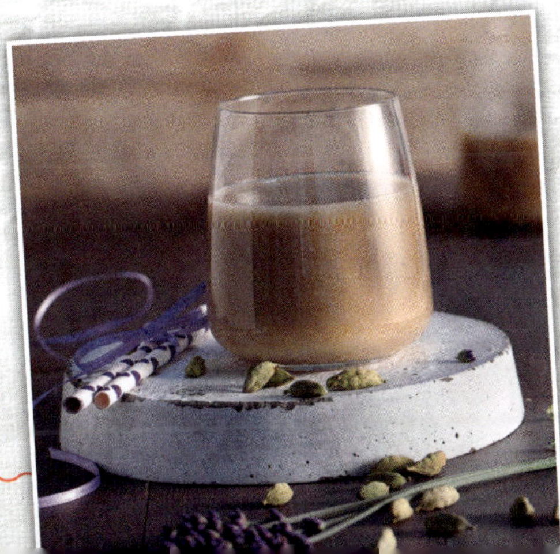

Nur ein paar Minuten …

… kann eigentlich jeder pro Tag erübrigen, selbst in hektischen Zeiten. Die sogenannte Minuten-Meditation können Sie überall und jederzeit durchführen, selbst im Wartezimmer, im Stau oder an der Bushaltestelle.

Folgen Sie dabei diesen drei Schritten:

1. Zunächst lenken Sie Ihre Aufmerksamkeit auf Ihren Atem, atmen durch den Mund ein und durch die Nase wieder aus.
2. Nun kommen Ihre Gedanken und Gefühle ins Spiel. Nehmen Sie die Gedanken wahr wie Wolken, die durch Ihren Geist ziehen.
3. Versuchen Sie, in Ihre Gedanken und Empfindungen hinein zu atmen. Luft dringt in Ihren Körper und verlässt ihn wieder. Die Gedanken ebenso.

Das war's schon!

Jeder Tag ist neu

Na, hat es gestern mal wieder nicht so geklappt? Nichts auf die Reihe bekommen, was man sich vorgenommen hat? Weder geatmet, noch der Amsel beim Singen zugehört, noch nicht mal ein Schaumbad genossen? Einfach nur gearbeitet, danach zu viel gegessen, dann auch noch Bier getrunken und einen Streit angefangen?

Kommt vor. Das Schöne an der Achtsamkeit ist: Dann geht es halt morgen wieder weiter. Jeder Tag ist neu. Immer wieder ist uns die Möglichkeit gegeben, einen Tag in Fülle zu erleben. Manchmal geht es nicht, auch gut. Manchmal geht es umso besser, dann freuen wir uns. Jeder Tag ist neu.

30

Schön, mal wieder auszugehen oder sich einen gemütlichen Abend zu Hause zu machen mit gutem Essen. Bestellen Sie in Ihrem Lieblingsrestaurant oder beim liebsten Lieferdienst häufig immer das gleiche Gericht? Warum eigentlich?

Eine Frage...

Hübsch bestickt

Um Ihr Tagebuch – oder auch einfach ein Notizbuch – hübsch zu gestalten, greifen Sie doch mal zu Nadel und Faden. Sticken ist eine ebenso kreative wie entspannende Tätigkeit, das auf und ab der Nadel durch die Löcher beruhigt den Geist.

Größe: ca. 21 x 15 cm

» Vorlage Seite 95

MATERIAL

- » kartoniertes Notizbuch mit nicht zu dickem Deckel in Schwarz, 21 x 15 cm
- » Sticknadel mit Spitze, Größe 5
- » je 1 Strängchen Stickgarn in Grün, Grau, Rosa und Beige (100 % Baumwolle, 6-fädig, LL 8 m/2 g)

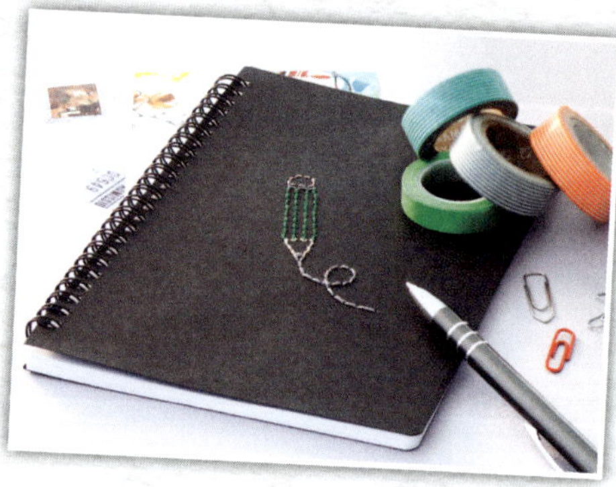

Anleitung:

1. Die Vorlage auf ein Blatt (Transparent-)Papier durchpausen und auf die Rückseite des vorderen Deckels legen; evtl. mit etwas Masking Tape fixieren. Dann in regelmäßigen Abständen entlang der Motivlinien mit der Nadel Löcher vorstechen.
2. Die 6-fädigen Garne teilen und mit den nun 3-fädigen Garnen mit Rückstich in die Löcher das Muster sticken; orientieren Sie sich am Foto. Die Fadenenden auf der Rückseite vernähen und verknoten.

TIPP

Für einen Rückstich die Nadel mit dem Faden ein Loch links vom Beginn der Linie ausstechen, dann zurück in das Loch rechts davon stechen. Im Loch links neben dem ersten Ausstich ausstechen, dann in das erste Ausstichloch einstechen. So weiter sticken.

32

Alleskönner Basilikum

Sie lieben Basilikum beim Kochen? Auch das ätherische Öl dieser wunderbaren Pflanze sollten Sie ab und zu genießen. Als Badezusatz oder als Massageöl z. B. wirkt Basilikumduft aufmunternd und gleichzeitig beruhigend. Auch bei Magenschmerzen und Migräne kann es helfen. Genießen Sie es jedoch wie alles Gute nur in Maßen, sonst kann sich die aufmunternde Wirkung ins Gegenteil verkehren.

33

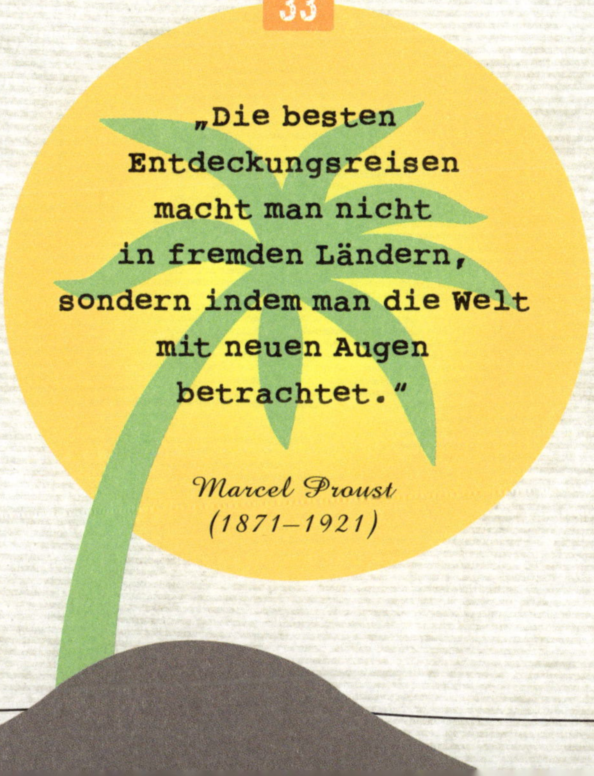

„Die besten Entdeckungsreisen macht man nicht in fremden Ländern, sondern indem man die Welt mit neuen Augen betrachtet."

Marcel Proust
(1871–1921)

Plan B

Viele Tage sind so durchgetaktet, dass man manchmal glaubt, sich das Es- sen und Atmen mit in den Terminplan schreiben zu müssen, damit man es in der Hektik nicht vergisst. Viele von uns haben schon am Montag einen genauen Überblick über die Woche, mitsamt den Turnstunden der Kinder, dem Arzttermin des Gatten und dem Seniorentreff, zu dem Oma gebracht werden muss.

Eine Störung im Ablauf ist nicht nur un- erfreulich, sondern eigentlich gar nicht zu verkraften, weil sonst das ganze Gebäude einstürzt, dass man sich da aus Terminen zusammengebastelt hat.

Wirklich? Man könnte es ja mal drauf ankommen lassen und die Planände- rung freundlich begrüßen. Und sei es, weil man so die wunderbare Nachbarin im Treppenhaus wiedergesehen hat und sie Zeit für einen Kaffee hat. Die Nachbarin hat Geschichten auf Lager, die man sich nicht hätte träumen lassen!

Es macht Spaß, sich ablenken zu las- sen! Das Leben ist mehr als ein Stun- denplan.

Barfuß

Viele Menschen joggen so, wie sie arbeiten: angestrengt, verbissen, leistungsorientiert. Das muss nicht sein. Tänzeln Sie eher, als dass Sie laufen, lächeln Sie sich zum Erfolg, ganz locker, ganz ohne Atemnot. Und wenn Sie möchten und keine medizinischen Gründe dagegen sprechen: ruhig auch barfuß.

Barfuß nehmen wir unsere Umwelt ganz bewusst wahr. Kaum ein anderes Körperteil als die Füße reagiert so sensibel auf die ungewohnte Freiheit. Wir fühlen bewusst Sand, Gras und auch Schnee, wir fühlen uns direkt mit der Natur verbunden. Gerade unsere Füße sind hochempfindlich und gleichzeitig so weit vom Kopf entfernt, dass wir von der Mitte des Körpers heraus empfinden und den Kopf völlig abschalten können.

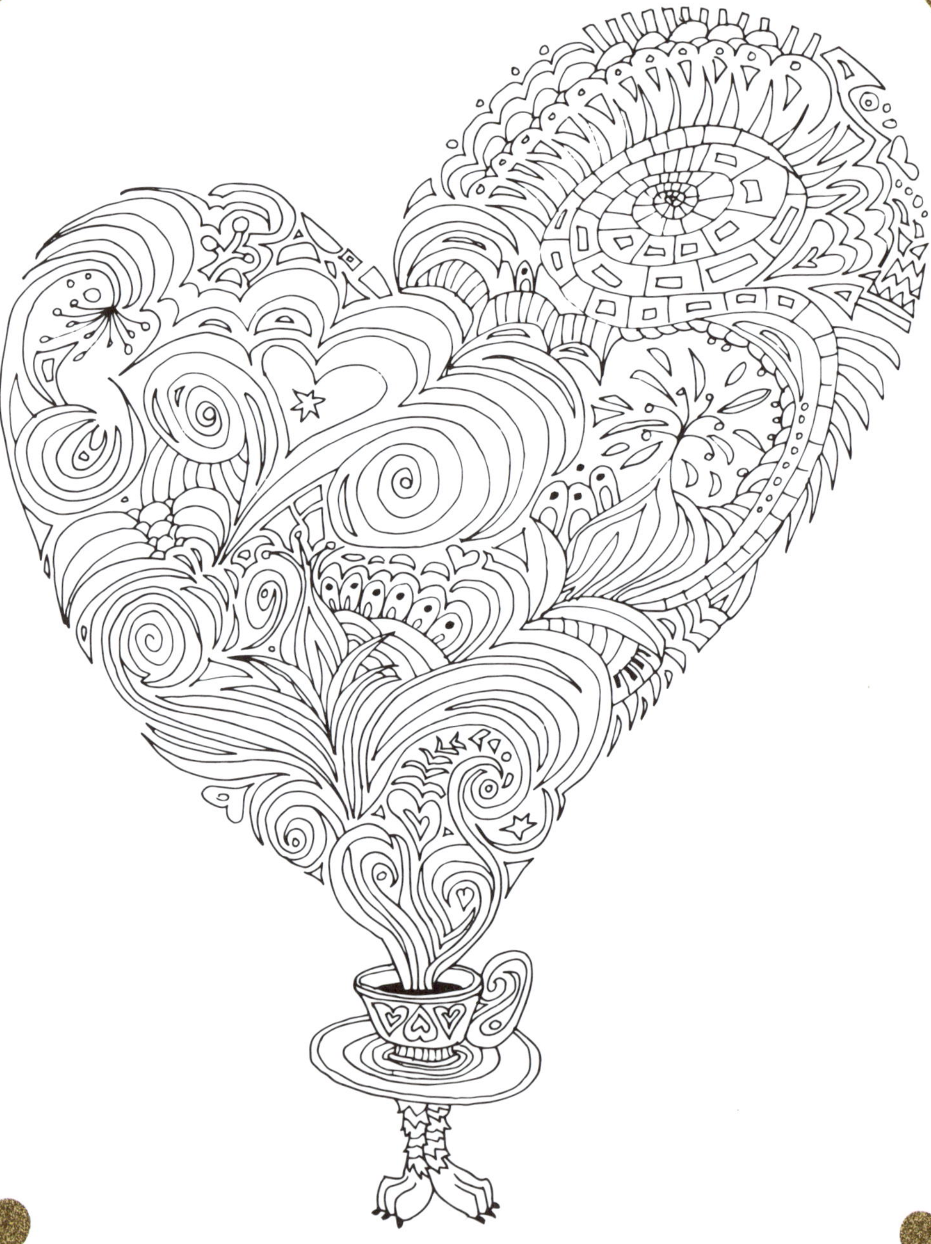

Die Schokoladenmeditation

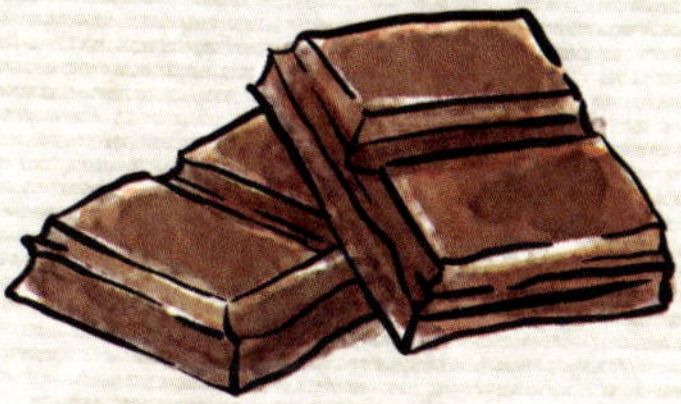

Wer sagt denn, dass Meditation mit Sitzen auf einem harten Kissen und mit Rückenschmerzen verbunden sein muss? Es klappt auch nicht immer mit dem geduldigen Umgang mit den eigenen Gedanken und der Unruhe, die dabei aufkommt.

Versuchen Sie es bei Meditationsfrust einmal mit der Schokoladenmeditation: Sie sitzen, wo und wie Sie wollen und nehmen ein Stück Schokolade in den Mund. Nehmen Sie seine Form und Oberfläche deutlich wahr. Schieben Sie es langsam und genüsslich im Mund hin und her. Fühlen Sie das Schokoladenstück beim Schmelzen. Wie ist der Geschmack? Nehmen Sie einen Geruch wahr? Wie ist das Gefühl beim Schlucken?

So verbinden Sie ein paar bewusste Minuten mit Genuss und Glücksgefühl. Auch für Menschen, die zur Maßlosigkeit neigen, ist die Schokoladenmeditation sehr zu empfehlen. Wer das Genießen wieder erlernt, der muss fehlenden Genuss nicht durch Masse ausgleichen.

Besser kann man Zeit mich sich fast nicht verbringen ...

KLEINE Relativitätstheorie

Kennen Sie das? Es gibt so manche Ampel, an der sich die Zeit ewig zu dehnen scheint, wenn man auf Grün wartet. Alle anderen hatten, wie es scheint, schon mehrere Grünphasen. Nur man selbst steht und steht und widmet sich ganz und gar seiner Ungeduld.

Ist nun aber der Fall eingetreten, dass wir etwas aus dem Handschuhfach holen wollen, das Navigationsgerät umprogrammieren wollen, etwas in der handgeschriebenen Wegbeschreibung zum Landhaus der Tante nachschauen wollen, ist es immer viel schneller grün, als wir das wünschen.

Sollte uns das nicht zu denken geben?

$E=mc^2$

STRESSHAAR? Nein danke!

Ebenso wie die Haut reagieren auch unsere Haare empfindlich auf Stress. Sie werden glanzlos und stumpf, fetten schnell nach oder werden spröde. Gönnen Sie sich und Ihrem Haar eine Pause. Denn mit einfachen Mitteln bekommen Ihre Haare eine Extraportion Pflege und ihren Glanz zurück. Spüren Sie beim Einmassieren der Pflege ganz genau den Bewegungen Ihrer Finger auf Ihrer Kopfhaut nach und atmen Sie tief und gleichmäßig. So wird aus simpler Haarpflege ein richtiger, achtsamer Wellnessmoment.

TONIC FÜR LEICHT FETTENDES HAAR

10 g getrocknete Minzblätter oder 30 g frische Minze mit 100 ml Apfelessig und 200 ml Wasser für 10 Minuten erhitzen, nicht kochen. Dann abkühlen lassen, abseihen und ins gewaschene Haar und die Kopfhaut einmassieren. Nicht ausspülen. Die Menge reicht für 2 Anwendungen.

PFLEGEKUR FÜR TROCKENES HAAR

1 reife Banane mit 1 El Honig pürieren und in die feuchten Haare und die Kopfhaut massieren. Nach 20 Minuten auswaschen, dann kurz shampoonieren.

Origami-Kirschblüten

Kirschblüten erinnern uns an Frühling, Frische und Neuanfang. Falten Sie sich doch mal ein paar Kirschblüten für zu Hause. Besonders in der dunklen Jahreszeit eine schöne Beschäftigung, um gegebenenfalls auf andere Gedanken zu kommen. Mit etwas Heißkleber an Zweige geklebt und in einer Vase arrangiert, sagen Sie dem Winter-Blues ade.

MATERIAL

» pro Blüte 5 Blatt Origamipapier in Rosa gemustert, ca. 60 g/m², 7,5 × 7,5 cm

TIPP

Variieren Sie die Blüten! Falten Sie am Ende noch die Spitzen der Blütenblätter nach innen und bringen Sie kleine Bergfalten an (siehe Blüte ganz rechts).

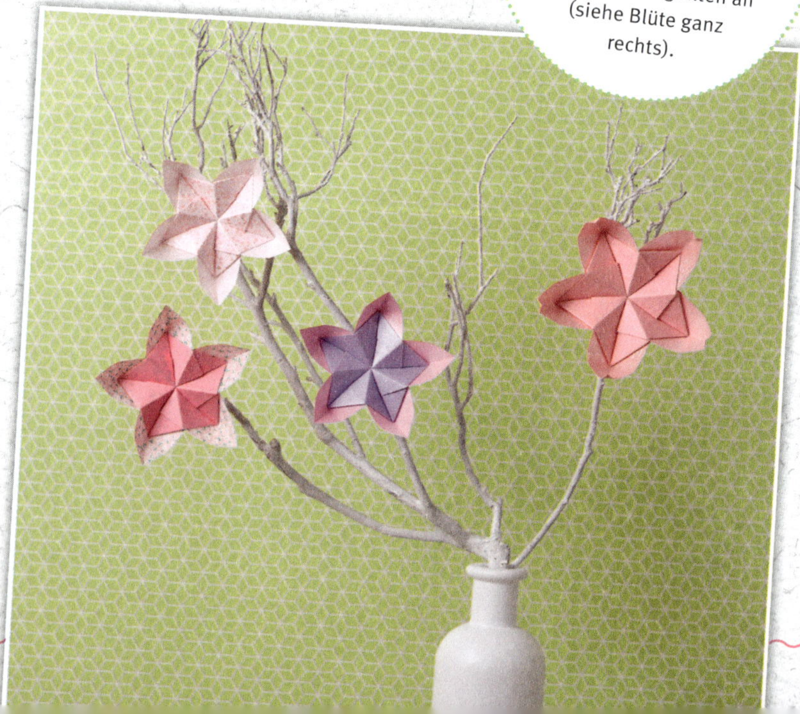

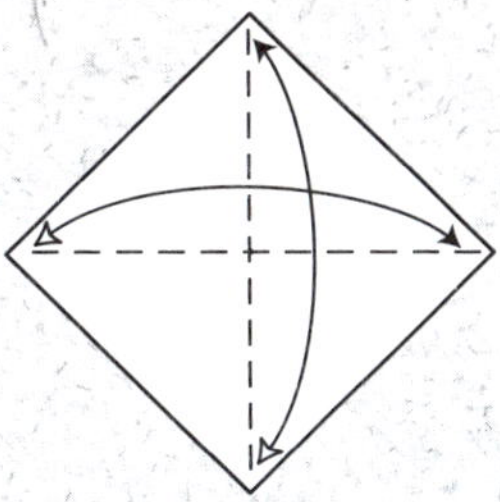

1. Die Farbe des Blüteninneren liegt unten. Diagonalen falten und wieder öffnen.

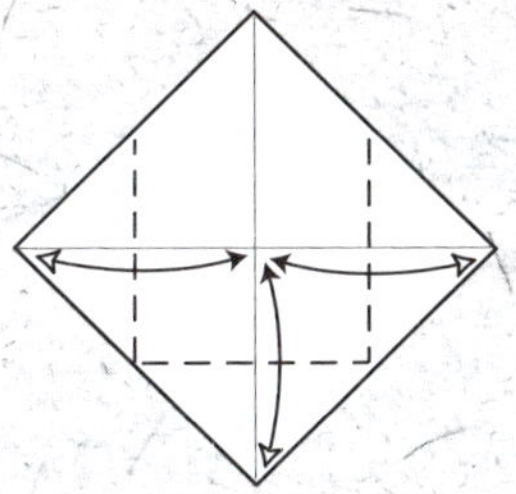

2. Drei Ecken zur Mitte falten. Öffnen.

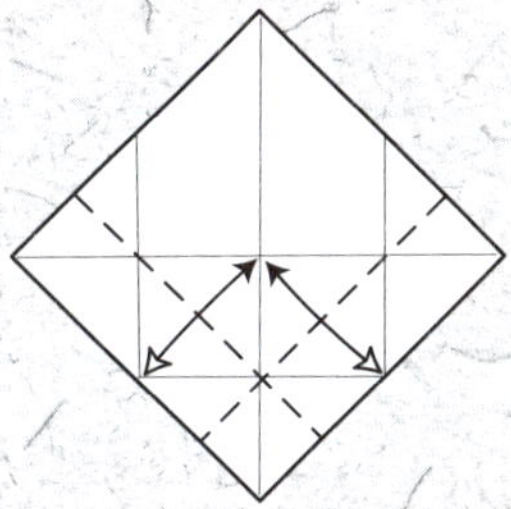

3. Jeweils die linke und rechte untere Kante zur Mitte falten. Öffnen.

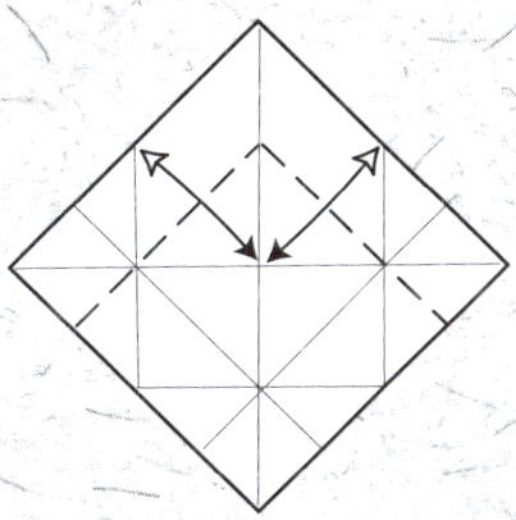

4. Die oberen Kanten zur Mitte legen, nur jeweils den Bereich von der Außenkante bis zur senkrechten Mittellinie falten. Öffnen und das Modell wenden.

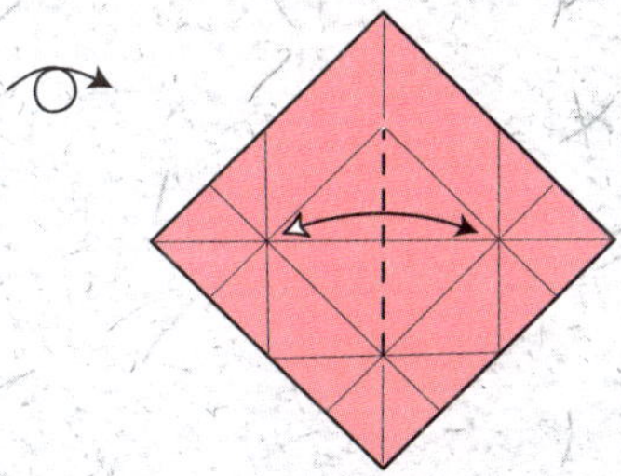

5. Die senkrechte Diagonale des inneren Quadrats falten. Öffnen und das Modell wenden.

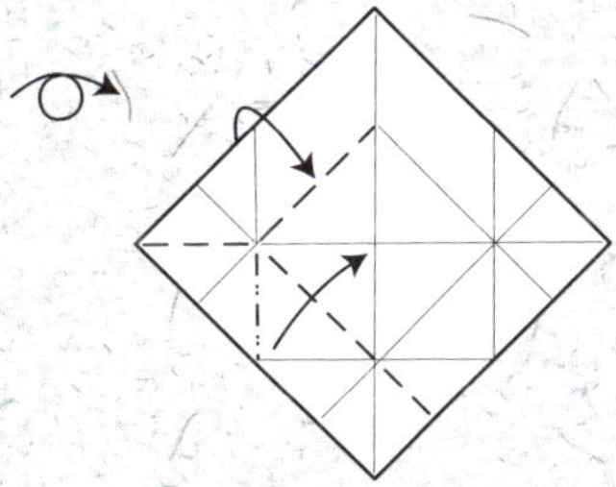

6. Gleichzeitig die linken Kanten zur Mitte falten un die hochstehende Spitze nach unten glatt streichen.

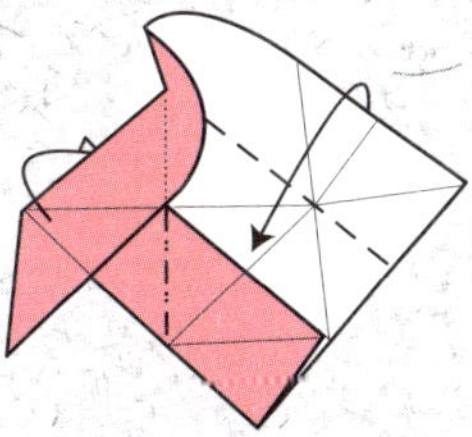

7. Die rechte obere Kante zur Mitte falten und die linke Seite nach hinten umklappen.

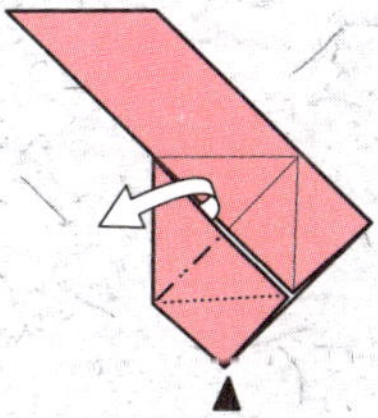

8. Untere Lage leicht öffnen, dabei die untere Ecke anschieben. Flachdrücken.

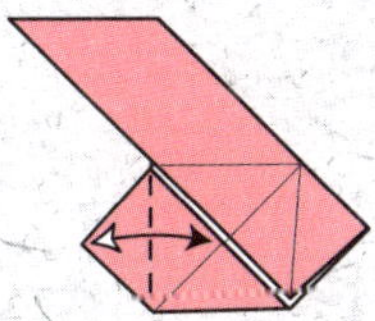

9. Senkrechte Talfalte anbringen. Wieder öffnen.

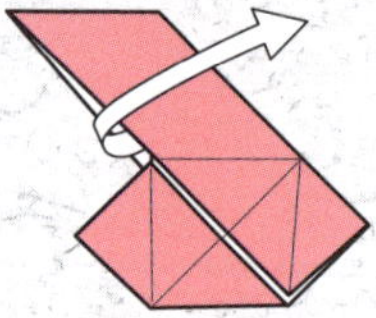

10. Oberen Bereich des Modells aufklappen.

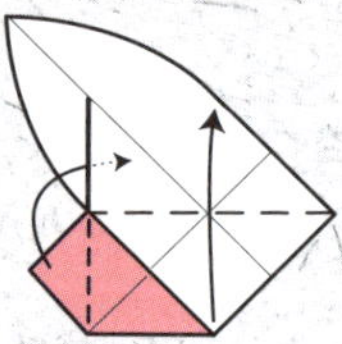

11. Zuerst den unteren Teil hochfalten, dann die linke Seite leicht anheben und das linke überstehende Dreieck zum Verschließen nach hinten unter die Lagen stecken.

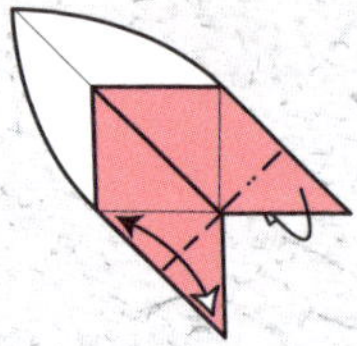

12. Linke Spitze falten und wieder öffnen. Rechte Spitze nach hinten falten.

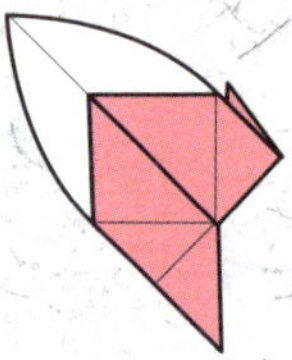

13. Das fertige Modul. Es werden insgesamt 5 Module benötigt, hierzu Faltschritte 1–12 wiederholen.

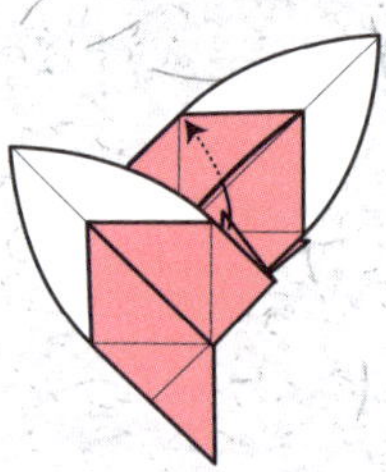

14. Montage: Rechte untere Spitze des linken Blütenblattes in die Tasche des nächsten Blattes schieben.

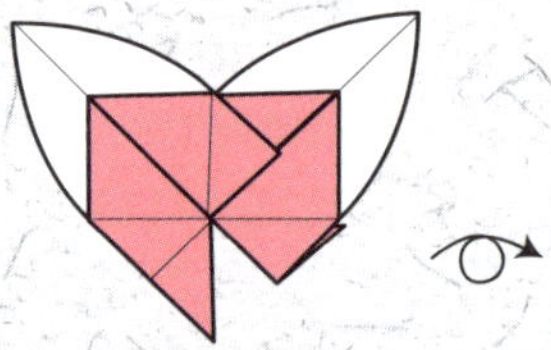

15. Zwei zusammengesteckte Module. Modell wenden.

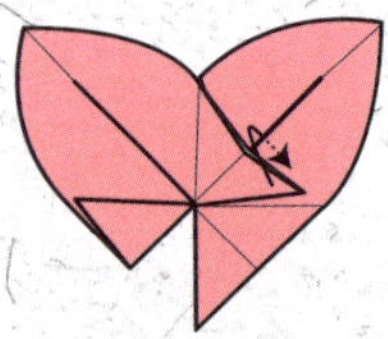

16. An der Unterseite der Blume die rechte Spitze des linken Blattes in die gegenüberliegende Tasche des rechten Blattes schieben.

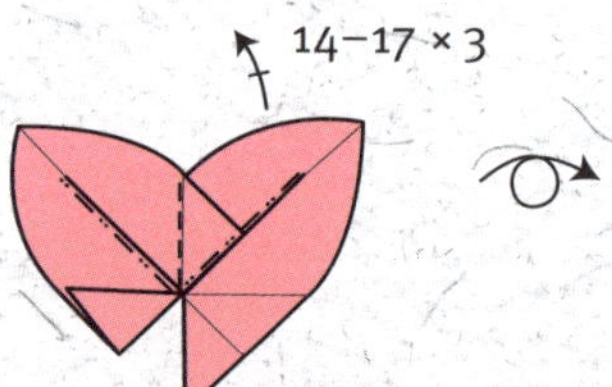

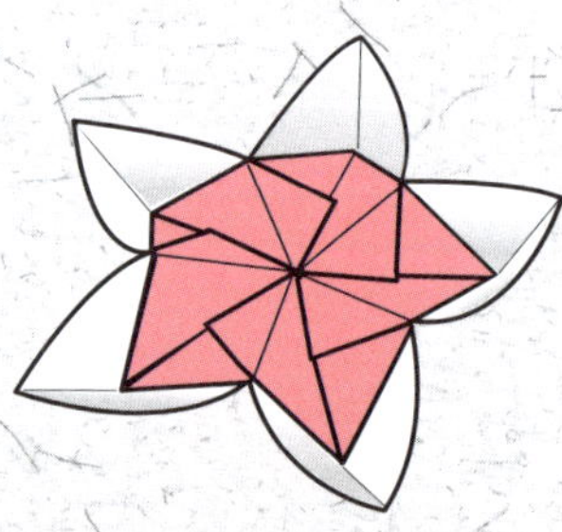

17. Nochmals kräftig entlang der markierten Linien tal- bzw. bergfalten. Schritte 14–17 bei den restlichen Modulen wiederholen bis alle miteinander verbunden sind. Wenden, dann wird die fertige Blüte sichtbar.

Lasst mich hier raus!

Ziemlich oft befinden wir uns an Orten oder in Zuständen, die uns nicht passen. Gelangweilt in einer endlosen Besprechung z. B. oder schwitzend und schnaufend in der Yogahaltung „Heraufschauender Hund". Ganz abgesehen von wirklich unangenehmen oder bedrängenden Situation. Die meistverbreitete Reaktion darauf ist: Ich muss dringend hier weg! Das hier soll vorbei sein. Sofort!

Und es wird ja auch bald vorbei sein. Blickt man zurück, geht das sogar ziemlich schnell. Sollte man darum überhaupt seine Energie darauf verschwenden, sich an einen anderen Ort zu wünschen? Oder die Situation einfach annehmen, wie sie ist? Durch den Tunnel gehen, auch wenn man das Licht am Ende gerade nur ahnen kann? Am Ende kommt es doch. Nehmen Sie bis dahin alles mit, seien Sie aufmerksam. Unannehmlichkeiten ziehen wie Wolken vorbei. Schauen Sie ihnen interessiert dabei zu.

42

„Halte dir jeden Tag dreißig Minuten
für deine Sorgen frei,
und in dieser Zeit
mache ein Nickerchen."

Abraham Lincoln
(1809–1865)

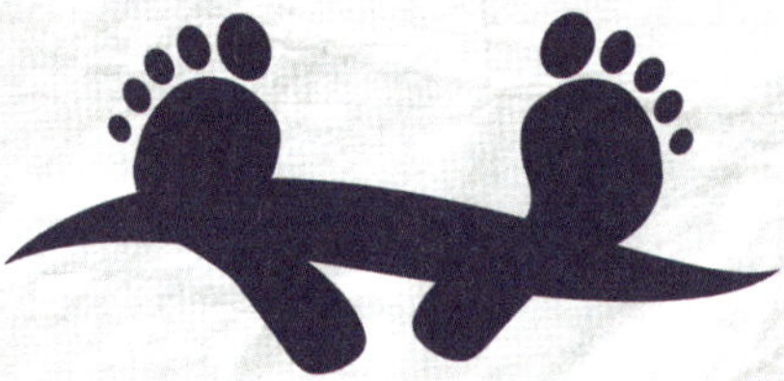

43

Zeitrahmen setzen

Gerade im hektischen Alltag fällt es schwer, sich ganz einer Tätigkeit, die man sich vorgenommen hat, zu widmen. Da kann es durchaus hilfreich sein, sich einen Wecker zu stellen (oder auch eine Eieruhr oder das Smartphone).

Mit diesem einfachen Trick können Sie sich eine halbe Stunde frei räumen, die Ihnen dann zum ungestörten Lesen, zum Briefe schreiben, zum aus dem Fenster schauen zur Verfügung steht, ohne dass Sie währenddessen auf die Uhr schauen. Umgekehrt kann man sich so auch davor bewahren, vor dem Fernseher hängen zu bleiben, wenn man noch etwas Besseres vorhatte mit seiner Zeit!

VÖLLIG ausreichend

Optimal. Von dem Wort geht ein gewisser Druck aus. Denn die Möglichkeiten, an uns zu arbeiten und mehr aus uns zu machen, sind unbegrenzt. Besser geht es nicht! Oder doch noch ein bisschen? Hätte ich hier gelassener reagieren können, hätte ich dort aufmerksamer zuhören können? Möglicherweise. Vielleicht habe ich es aber auch so gut gemacht, wie es mir in diesem Moment möglich war. Nicht optimal, aber gut genug.

Wer zu sich steht und seine Eigenheiten und Grenzen akzeptiert, der kann auch mit anderen nachsichtig sein. Denn darum geht es: Nicht in jeder Situation das optimale Vorgehen zu ermitteln und anzuwenden, sondern vor allem Freundlichkeit walten zu lassen. Sich und anderen gegenüber.

Minz-Butter-Popcorn

Kleine Naschereien versüßen die Alltagspausen. Und wenn sie dann noch spannend für die Zunge sind, kann man besonders gut kurz abschalten. Popcorn kennen Sie. Aber haben Sie schon mal andere Sorten als süß und salzig ausprobiert? Wahrscheinlich werden Sie im Kino um die Ecke nicht fündig, aber auf Streetfood-Märkten und auch auf manchem Weihnachtsmarkt können Sie sich durchprobieren. Spüren Sie ganz intensiv den tollen Aromen nach. Ob süß mit Karamell und Rosmarin oder würzig mit Curry und Chili: Die Möglichkeiten sind fast unendlich. Probieren Sie doch als erstes Mal frisch-süßes Butterpopcorn mit Minzgeschmack.

Für 4 Portionen:

2–3 El Speiseöl • 50 g Mais • 1 Tl Butter • 1–2 El Zucker • 1 Tl Pfefferminzextrakt
frische Minzeblätter nach Wunsch (zur Dekoration)

1. Das Öl in einem Topf oder einer tiefen Pfanne auf mittlerer Temperatur erhitzen. Die Maiskörner zugeben und auf dem Topfboden verteilen. Den Deckel fest auf den Topf legen. Warten, bis die ersten Körner aufplatzen. Den Topf regelmäßig schütteln. Nach ca. 2 Minuten den Topf von der Herdplatte nehmen und warten, bis die letzten Körner geplatzt sind.
2. Butter und Zucker in eine Pfanne geben und den Zucker unter Rühren schmelzen. Das Minzeextrakt einrühren. Popcorn in die Pfanne geben und in der Minz-Butter schwenken. Popcorn in Portionsschälchen füllen und servieren. Nach Belieben mit frischen Minzeblättern garnieren.

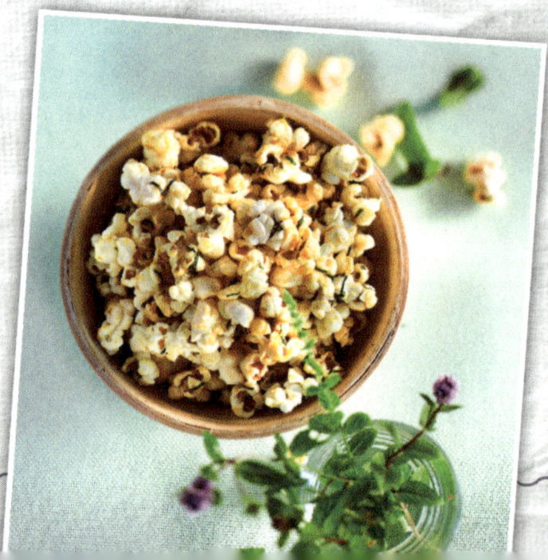

46

Jeden Morgen wählen Sie aus, was Sie heute anziehen möchten. Vielleicht legen Sie sich die Kleidung auch am Abend zuvor schon zurecht. Warum haben Sie Ihr heutiges Outfit ausgewählt? Was möchten Sie den Menschen in Ihrer Umgebung durch Ihre Auswahl mitteilen?

Eine Frage …

47

TRAINING FÜR DEN GEIST

Wenn wir Sport treiben, ist es uns ganz selbstverständlich anzunehmen, dass mit gesteigertem Training auch das Leistungspotential des Körpers ansteigt. Wir bauen Muskelmasse und Kondition auf, wir können mit der Anstrengung besser umgehen, kommen weniger ins Schwitzen, als wenn wir ungeübt sind.

Was uns im körperlichen Bereich so selbstverständlich ist, kann man auch aufs Mentale anwenden. Wer sich in Meditation übt, wird zunächst ungelenk und abgelenkt sein, wird Anstrengung und Ungeduld fühlen. Aber hier verhält es sich wie mit dem Sport – Training wirkt und Übung macht den Meister. Also gilt: Von Anfang an nicht zu viel verlangen, dran bleiben und sich auf die Fortschritte freuen.

Ist das langweilig …

Es gilt als wenig schick und sicherlich nicht zeitgemäß, aber es gibt durchaus Phasen im Leben, in denen nicht ein Mangel an Zeit das Problem darstellt, sondern ein Zuviel. Darüber redet man eher weniger, weil es auf vermeintliche Mängel schließen lassen würde. Aber was ist wohl der Grund dafür, dass die meisten Menschen mehr Zeit mit Fernsehen und Internet verbringen, als ihnen lieb ist?

Leider ist Langeweile auch der Nährboden für Grübeleien, gerade für Menschen, die zu viel Zeit haben, egal was nun die Gründe dafür sind. Auch für sie kann Achtsamkeit der Weg zu einem Leben in Fülle sein.

Wenn schon sonst nichts passiert – wie könnte man die Zeit besser nutzen als mit Meditation und Stille? Und zwar ohne den Gedanken daran, was in Ihrem Leben anders sein sollte, um aktiver und geselliger zu werden. Wer dem Moment Raum gibt, der wird mit der Zeit auch wieder eine Vorstellung davon bekommen, was er noch erleben und tun möchte.

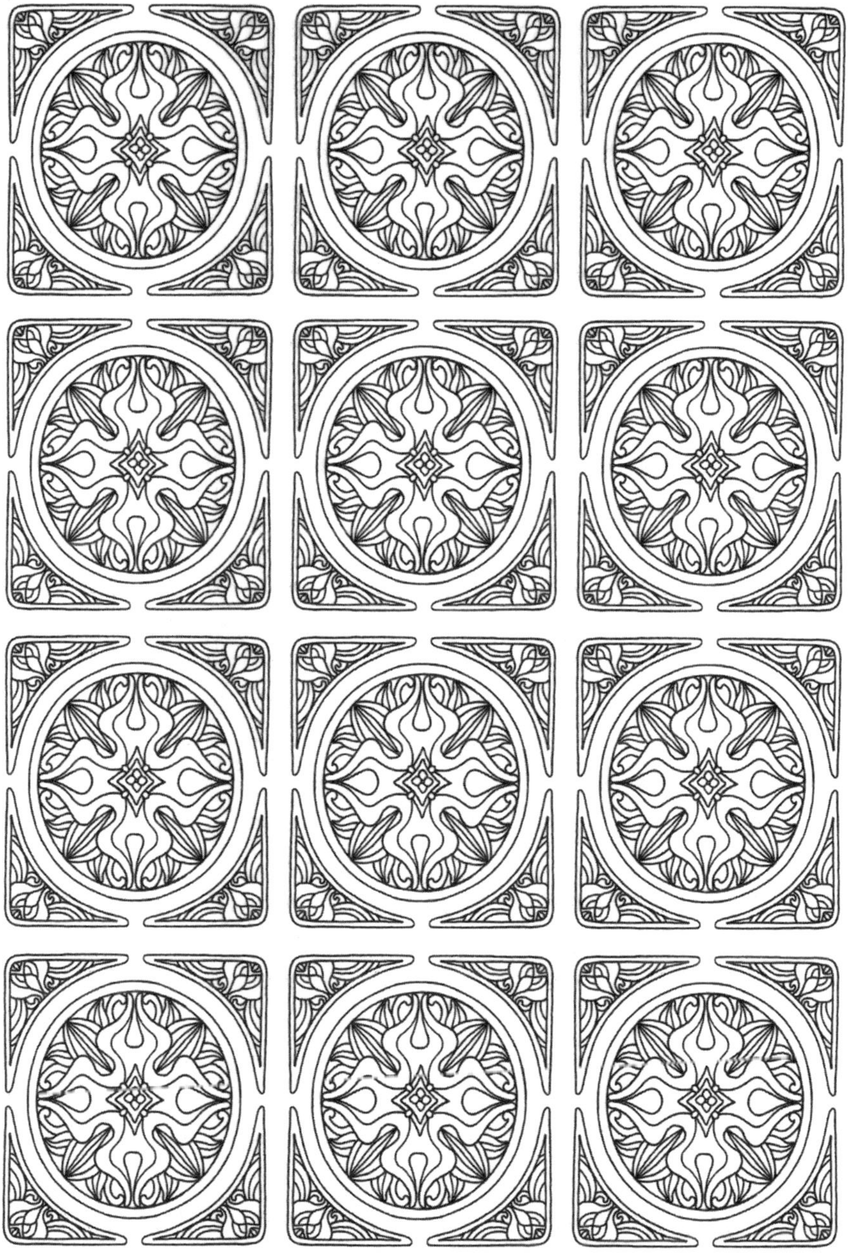

REIBEN UND KLOPFEN

Wenn Sie schon mal in einem Chor gesungen haben, kennen Sie das Folgende vielleicht: Der ganze Körper wird, bevor es ans Proben geht, von oben bis unten abgeklopft. Dabei bewegt man sich in alle möglichen Richtungen und der Körper wird rundum „angestupst“, um ihm zu sagen: Wach auf! Energie und Konzentration werden gebraucht.

Die folgende Übung aus dem Tai Chi hat einen ähnlichen Effekt. Sie halten kurz inne, konzentrieren sich auf die Übung und holen sich gleichzeitig einen kleinen Energieschub. Eine hervorragende Übung morgens nach dem Aufstehen oder zum wieder wach werden in der Mittagspause, falls Sie lange gesessen (und gegessen) haben.

» Reiben Sie Ihre Hände kräftig aneinander, damit sie warm und lebendiger werden. Reiben Sie auch das Gesicht und den Nacken. Danach streichen Sie kreisförmig mit den flachen Händen über den Bauch und den unteren Rücken (Lendenwirbel/Kreuzbein). Währenddessen können Sie immer abwechselnd ein Bein locker über Kreuz vor das andere schwingen lassen, damit Hüft-, Knie- und Fußgelenke auch etwas zu tun haben.

» Lassen Sie sich Zeit, und wiederholen Sie alles noch ein zweites Mal! Spüren Sie, wie Sie dabei Energie aufladen?

» Klopfen Sie mit der flachen Hand oder mit lockeren Fäusten beide Beine gründlich von oben nach unten aus. Entspannen Sie dabei auch bewusst die Wirbelsäule, wenn sie sich immer mehr hinabneigt.

TIPP: Anstelle dieser Übung können Sie auch eine entsprechende Partnerübung machen und sich von den Schultern bis zu den Füßen ausklopfen lassen. Verständigen Sie sich mit Ihrem Partner, wo er kräftiger und wo er vorsichtiger klopfen soll.

Ich komme nicht mit

Für viele ist das ein Satz, der schwer auszusprechen ist. Die Clique will am Freitagabend den neuesten Blockbuster gemeinsam anschauen, eine Freundin sucht nach einer Begleitung zu einer langweiligen Party, das Kollegenteam macht einen Wandertag mit großem Picknick. Das sind so schöne Gelegenheiten, Beziehungen und Freundschaften zu pflegen.

Aber was, wenn man einfach spürt, dass die Woche schon voll genug war und man einen freien Abend braucht, dass man zu viel im Kopf hat und einfach nur zu Hause auf dem Sofa sitzen und ein wenig in die Leere starren möchte?

Wer diese Bedürfnisse hat, ist kein Langweiler und kein Spielverderber. Schließlich geht es im Leben auch darum, Dinge entweder voll und ganz zu tun oder sie bleiben zu lassen, wenn es nicht passt. Man kann lernen, mit den eigenen Kräften hauszuhalten. Deshalb darf eine Unternehmung auch mal ohne Sie stattfinden. Wer sich ehrlich entschuldigt, dem sehen die anderen auch nach, dass er oder sie Zeit für sich braucht. Um beim nächsten Mal wieder mit ganzem Herzen dabei zu sein.

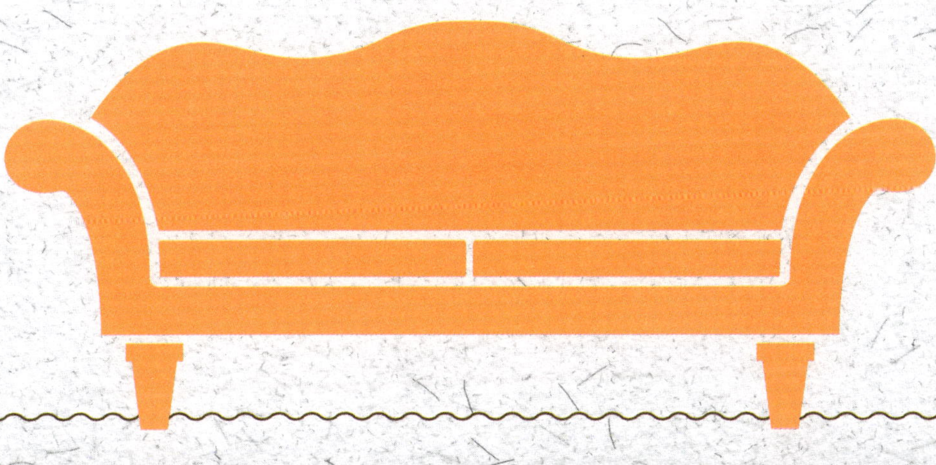

Zeigt her Eure Füße

Manchmal leiden unsere Füße durchaus darunter, dass sie von allen Körperteilen am weitesten vom Kopf entfernt sind. Wir vergessen deshalb nämlich oft, wie wichtig Sie für uns sind. Tapfer tragen sie uns Tag für Tag durch unser Leben und beklagen sich nur selten. Dabei sind sie auch noch die meiste Zeit in enge Schuhe eingezwängt und kriegen darum nur schlecht Luft.

Es klingt banal, aber wir erweisen uns und unseren Füßen einen großen Dienst, wenn wir so oft wie möglich die Schuhe ausziehen. In anderen Kulturen ist es ohnehin üblich, direkt an der Tür aus den Schuhen zu schlüpfen, und das hat nicht nur putztechnische Gründe.

Lassen Sie Ihre Füße frei, wackeln Sie mit den Zehen, gönnen Sie Ihnen ab und an eine Massage mit einem duftenden Öl. Sie werden merken, dass das auch dem Kopf gut tut. Obwohl der am weitesten von den Füßen entfernt ist.

Mein inneres Fotoalbum

Wenn wir uns einen schönen Moment bewusst einprägen, können wir ihn länger konservieren und uns an der Erinnerung erfreuen. Gerade wenn wir uns darauf konzentrieren, alle Details, Farben, Gerüche und Geräusche in diesen Momenten wahrzunehmen, bleibt die Erinnerung länger lebendig. Hier ist Platz für ein paar solcher „innerer Bilder“.

1. ....
2. ....
3. ....
4. ....
5. ....
6. ....
7. ....
8. ....
9. ....
10. ....

Lesezeichen

Für Ihr Dankbarkeitstagebuch oder Ihr Achtsamkeitsnotizbuch oder natürlich für Ihr Lieblingsbuch ist es immer praktisch, ein Lesezeichen zur Hand zu haben. Den folgenden hübschen Seitenmarkierer können Sie ganz einfach herstellen, am besten gleich mehrfach für verschiedene Bücher.

Größe: ca. 10 x 3 cm

MATERIAL FÜR DREI LESEZEICHEN

» Lederimitat-Bänder in Weiß, Beige und Schwarz, 2 mm stark, insgesamt 1,5 m lang
» 2 Büroklammern in Türkis
» große Büroklammer, eckig, in Schwarz
» Nylonschnur in Neongelb
» Acrylfarbe in Schwarz

Werkzeug

» 3 Pappstücke, 7,5 x 7,5 cm, 5 x 5 cm und 3,5 x 3,5 cm

1. Für das kleine Lesezeichen das weiße Band ca. sechs Mal um das kleinste Pappstück wickeln.
2. Die Umwickelung vorsichtig von der Pappe heben und durch die Öffnung einer türkisen Büroklammer bis zur Mitte fädeln. Am unteren Teil die Bänder mit der Schere aufschneiden, sodass Fransen entstehen. Den oberen Teil binden Sie direkt unter der Büroklammer mit der gelben Nylonschnur mit einem Doppelknoten ab. Überstehende Fadenenden abschneiden.
3. Tauchen Sie die Spitzen der Fransen in die schwarze Acrylfarbe und lassen Sie das Lesezeichen gut trocknen.
4. Für das mittlere Lesezeichen das beigefarbene Band ca. acht Mal um das Pappstück mit 5 x 5 cm wickeln. Dann weiter wie in Schritt zwei.
5. Für das große Lesezeichen das schwarze und das weiße Band zusammen ca. 16 Mal um das große Pappstück wickeln. Dann machen Sie wieder weiter wie in Schritt 2, nur benutzen Sie diesmal die große eckige Büroklammer. Fertig!

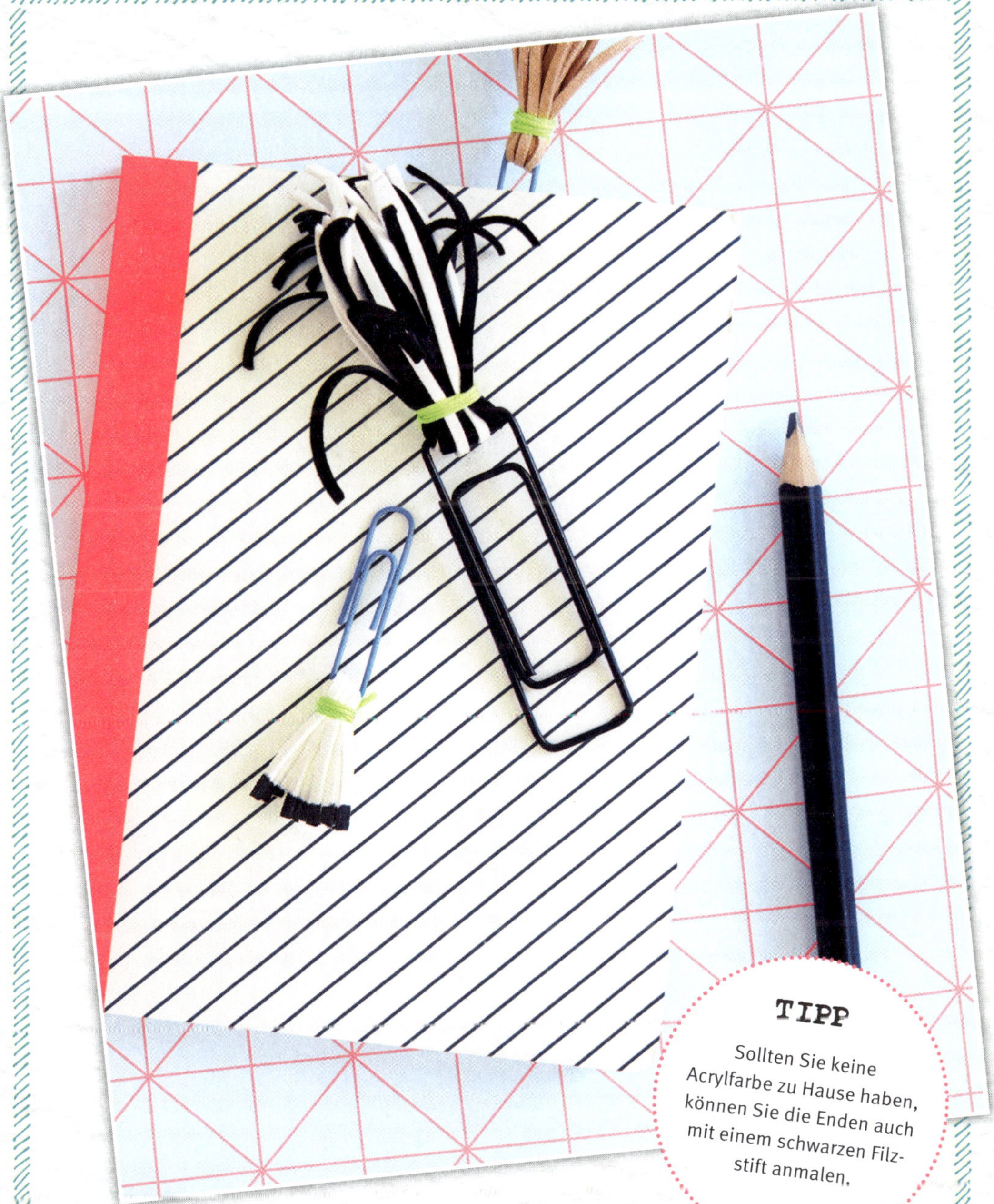

TIPP

Sollten Sie keine Acrylfarbe zu Hause haben, können Sie die Enden auch mit einem schwarzen Filzstift anmalen.

Atmen für Fortgeschrittene

Wenn Sie Ihren Atem schon ein wenig besser kennen, können Sie auch damit beginnen, ihn nicht nur zu beobachten, sondern auch zu lenken. In vielen Fällen ist es so, dass die Mühen des Alltags dazu geführt haben, dass der Atem sich in einem viel kleineren Raum abspielt, als ihm eigentlich zusteht. Wenn Sie bewusst atmen, können Sie den Brustraum, aber auch den Bauch, die Flanken und sogar den Rücken mit Luft füllen.

Für den Anfang legen Sie sich einfach flach auf den Boden und legen eine Hand unterhalb des Nabels auf den Bauch und die andere auf die Brust. Viele Menschen spannen dabei ihre Schultern mehr an als notwendig. Gerade bei der Bauchatmung können Sie die Schultern loslassen und sie möglichst weit von den Ohren entfernen.

Je ruhiger Ihr Atem wird und je mehr Entspannung sich in Ihnen breit macht, desto höher wird sich auch die Hand heben, die auf dem Bauch liegt. Wenn das der Fall ist, ist Ihnen die Bauchatmung gelungen.

56

ROM ... wurde nicht an einem Tag erbaut. Eine Redensart, die womöglich in den Zeiten der schnellen Entschlüsse und effizienten Ablaufpläne etwas aus der Mode geraten ist. Dabei steckt in diesem Spruch so viel Wahrheit.

Man wird leicht mutlos, wenn die Dinge nicht so schnell funktionieren, wie man sich das vorstellt. Fangen Sie darum behutsam an, wenn Sie damit beginnen, Achtsamkeit in Ihr Leben zu integrieren. Beharrlichkeit und Unbeirrbarkeit braucht es auch, vor allem aber den Glauben an sich und das eigene Vorhaben. Und durchaus ab und zu etwas Nachgiebigkeit mit sich selbst, wenn es nicht so läuft, wie es soll. Mit der Zeit werden die Dinge sich fügen und es werden die kleinen Übungen ihre Wirkung zeigen. Vertrauen Sie darauf.

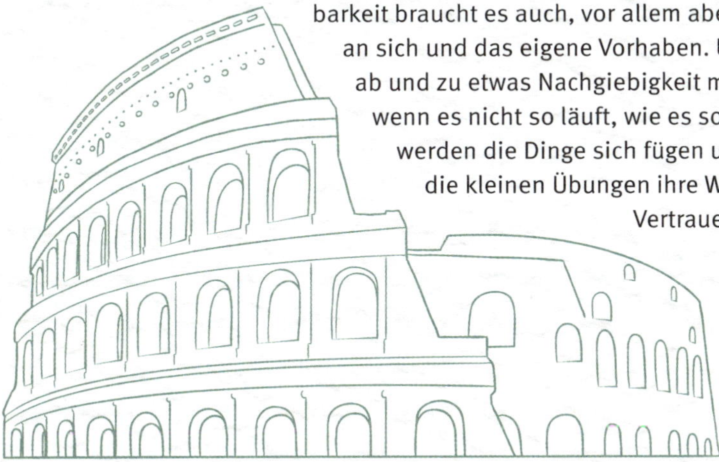

57

„Man sieht oft etwas hundertmal, tausendmal, ehe man es zum ersten Male wirklich sieht."

Christian Morgenstern (1871–1914)

Im Labor

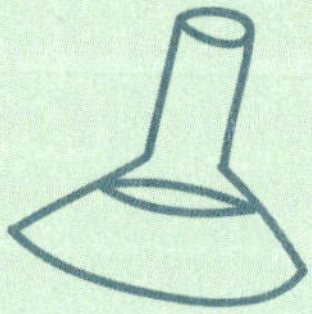

Unfreundliche Kassierer, anmaßende Chefs, überempfindliche Nachbarn, freche Hotline-Berater – wir kennen sie alle und treffen sie in regelmäßigen Abständen an. Wie gerne würden wir das vermeiden. Geht aber nicht, denn wir müssen einkaufen gehen, wir müssen zur Arbeit und wir müssen auch durchs Treppenhaus, jedenfalls viele von uns.

Anstatt sich mit diesen Menschen anzulegen und zu viel Energie an sie abzugeben: Versuchen Sie es doch mal mit der Haltung eines freundlich interessierten Wissenschaftlers, die diese verschiedenen Spezies aus Forschungszwecken beobachtet und untersucht. Als wolle er etwas über eine ganz besonders seltene Art herausfinden: Warum benimmt dieses Wesen sich so?

Planen Sie nicht die Konfrontation, denken Sie nicht über Strategien nach und proben Sie keine Dialoge. Schauen Sie einfach nur genau hin. Versuchen Sie herauszufinden, was an diesem Menschen Ihnen unangenehm ist. Vielleicht verflüchtigt sich dabei schon so einiges an Unbehagen.

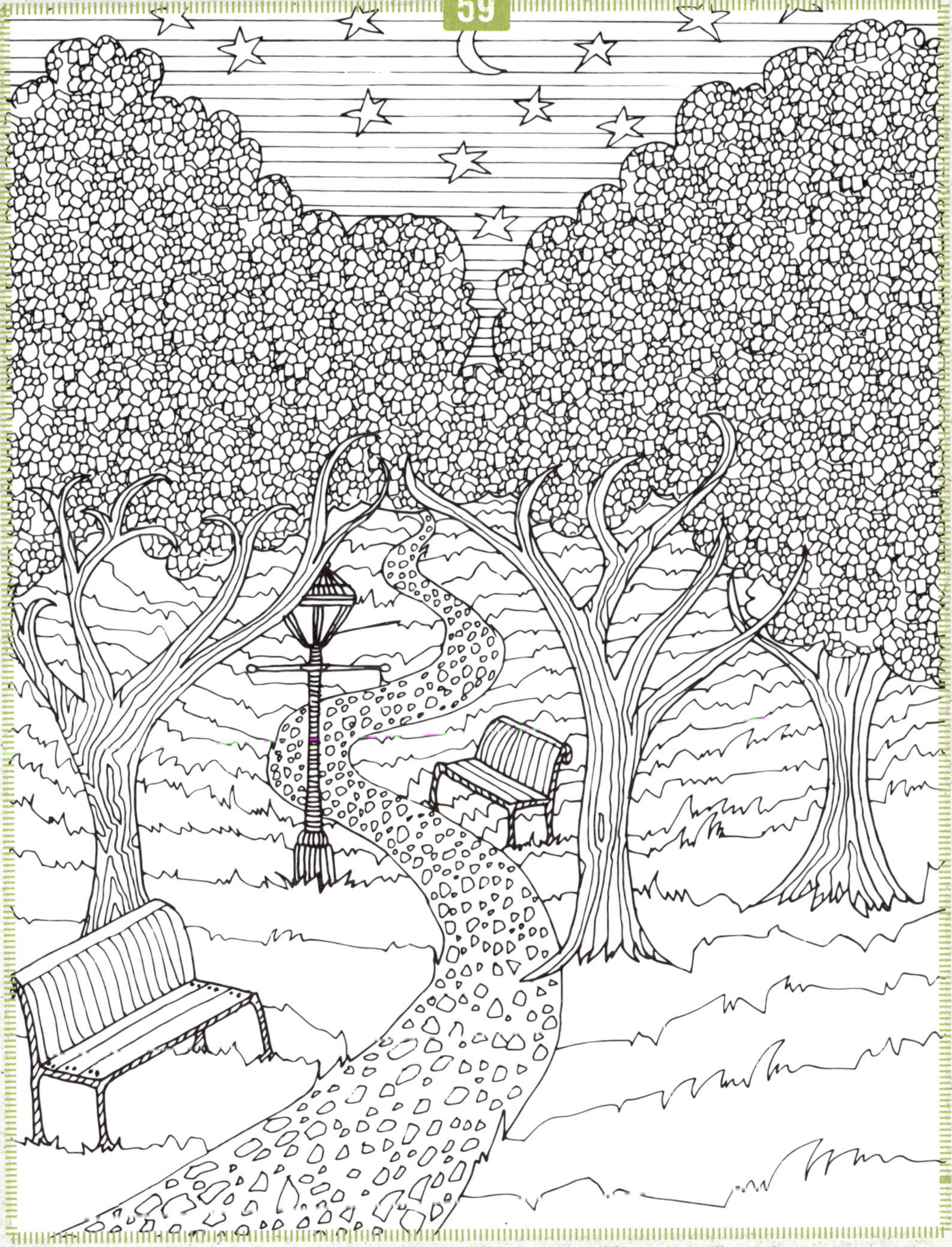

Orangen-Mandelmilch mit Kurkuma

Heißgetränke sind ideal für kleine Ruhepausen. Ein paar Minuten nur für sich in möglichst ruhiger Umgebung, um uns (hoffentlich) nur Stille, in uns die Wärme, die sich langsam ausbreitet – einfach wunderbar. Es muss auch nicht immer Tee sein.

Zutaten für 1 Portion:

½ El geschälte Mandeln • ½ Stück Kurkuma (ca. 0,5 cm)
1 Orange • 1 El Honig • 1 Tl Zimt
1 El Mandelmus • 200 ml ungesüßte Mandelmilch

1. Mandeln fein hacken oder mahlen und in einer Pfanne ohne Fett anrösten, bis sie aromatisch duften. Aus der Pfanne nehmen und beiseite stellen.
2. Kurkuma schälen und in kleine Stücke schneiden. In einem Blitzhacker sehr fein hacken. Orange schälen und mit einem scharfen Messer die Filets herauslösen, dabei den austretenden Saft auffangen.
3. Kurkuma, Orangenfilets und -saft mit Honig, Zimt und Mandelmus in einen Standmixer geben und glatt pürieren. Ggf. eine kleine Menge Wasser zufügen, um ein besseres Püriererergebnis zu erzielen.
4. Die Mandelmilch erwärmen, aufschäumen und in ein hitzebeständiges Glas oder eine Tasse geben. Die Kurkumamasse vorsichtig hineingießen. Mit Mandeln bestreut servieren.

61

Von all den vielen Sachen, die Sie diese Woche erledigt haben – welche war am wichtigsten für Sie und warum? Welche am unwichtigsten?

Eine Frage …

62

EINS NACH DEM ANDEREN

Es gibt Phasen im Leben, an denen jeder Tag so angefüllt ist mit Terminen, Verpflichtungen, Aufgaben, dass sie schwer zu überblicken sind. Gerade wenn der Beruf viel fordert oder die Kinder ihre kreative Phase durchmachen, ist oft zu Beginn des Tages nicht abzusehen, wie er endet.

Lassen Sie sich von dieser Herausforderung nicht in blinden Aktionismus treiben. Nehmen Sie sich am Morgen oder Abend einen stillen Moment für die Planung. Atmen Sie durch und priorisieren Sie ganz klar: Was ist die dringendste Erledigung, was die wichtigste? Ist irgendetwas wichtig, aber nicht dringend und umgekehrt? Vielleicht lässt sich nun schon etwas nach unten oder oben sortieren auf der To-Do-Liste. Was ist die zweitdringendste Erledigung? Und so weiter. Klar ist, dass wichtig und dringend leider nicht die Yogastunde ist, sondern die Autoinspektion, der Anruf beim Finanzamt, der Gang zur Post. Doch manchmal verkürzt sich die imaginäre Liste, wenn man ganz klare Prioritäten setzt.

Und vielleicht findet sich dann auf der Liste auch noch Platz für ein kurzes Ründchen Yoga.

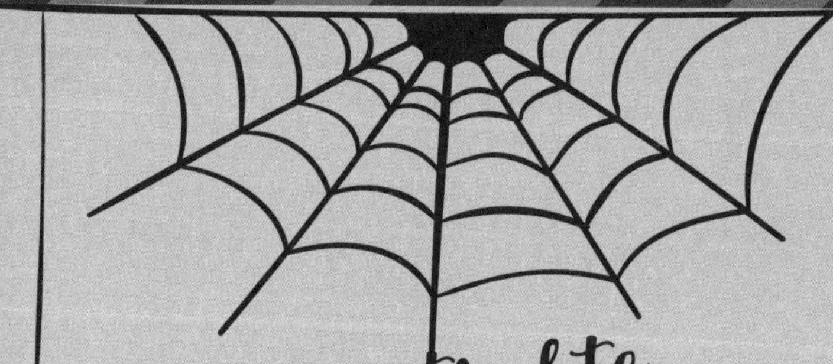

Urinstinkte

Komisch eigentlich, dass man vor Schlangen und Spinnen mehr Angst hat als vor dem Mercedes vorm Haus der Nachbarn! Denn ein Auto stellt in der heutigen Zeit eine viel größere Gefahr für Leib und Leben dar als ein Insekt oder ein Reptil. Zumal die in unseren Gefilden allesamt weder aggressiv noch giftig sind.

Ein Auto hingegen ist durchaus eine tödliche Gefahr, was uns aber nicht dazu veranlasst, vor einem Auto davonzulaufen und uns in Sicherheit zu bringen.

Das zeigt uns, dass Ängste, die im Verlauf der Evolution eine wichtige Rolle für uns gespielt haben, weiterhin größeren Einfluss auf uns haben als konkrete Bedrohungen in der heutigen Zeit. Das sollten wir zum Anlass nehmen, uns ab und an zu vergegenwärtigen, welchen Ursprung unsere Ängste haben. Sie sind nicht immer mit realen Gefahrenquellen verbunden.

Wellness
FÜR DIE HÄNDE

Auch unsere Hände brauchen ab und zu besondere Beachtung und Pflege. Immerhin arbeiten sie Tag für Tag schwer für uns, tasten, fühlen, halten den Stift, mit dem wir Tagebuch schreiben. Gönnen Sie Ihren Händen ab und zu mal eine kleine Auszeit – sie werden es Ihnen danken.

Zutaten:
*1 mittelgroße rohe Kartoffel * 10 g Sojamehl * 1 ½ El Ahornsirup*

HERSTELLUNG: Die Kartoffel schälen, reiben und gut ausdrücken. Mit Sojamehl und Ahornsirup zu einer breiigen Masse verrühren. Nach Bedarf mit Ahornsirup verdünnen oder mit Sojamehl verdicken.

ANWENDUNG: 1-mal wöchentlich auf die gereinigten Hände auftragen (lassen). Mit Frischhaltefolie umwickeln und 10 Minuten einwirken lassen. Die Reste mit Küchenpapier abnehmen. Die Haut mit warmem Wasser abspülen und trocknen.

HALTBARKEIT: Die Handpackung sollte möglichst direkt nach der Herstellung verwendet werden. Im Kühlschrank aufbewahrt, hält sie sich ca. sieben Tage.

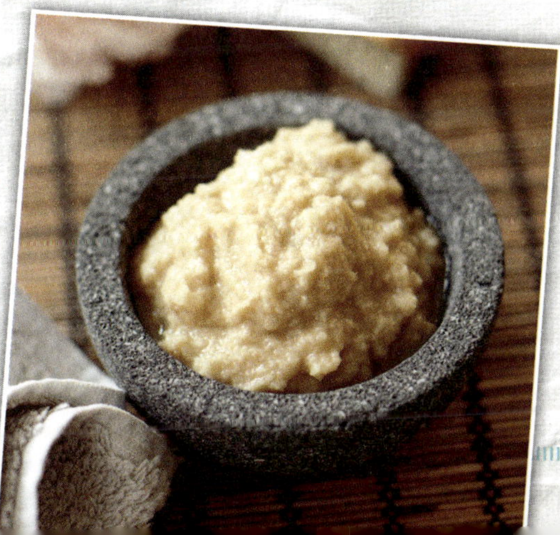

65

Tempo raus

Haben Sie einmal versucht, etwas so langsam wie möglich zu tun? Ok, so schnell wie möglich, das kennt jeder seit Schokokusswettessen bei Kindergeburtstagen. Der Wettkampf ist uns in die Wiege gelegt, oder vielmehr: in die Gene.

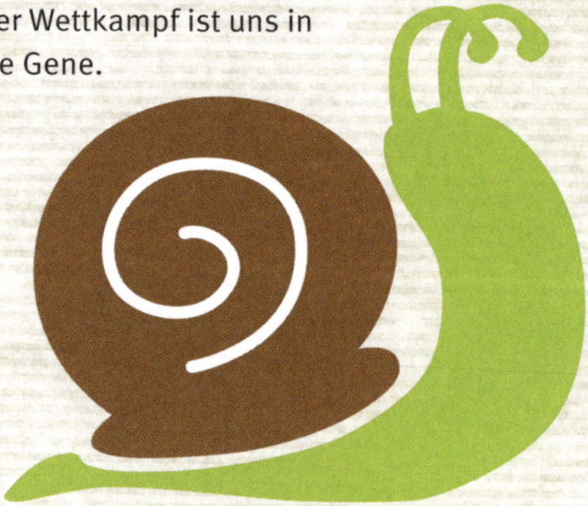

Eine wirkungsvolle Methode, sich dem Wettkampfgeschehen des Lebens für einen Moment zu entziehen, ist es Dinge absichtsvoll so langsam wie möglich zu tun. Gemächlichen, achtsamen Schrittes zum Supermarkt zu gehen z. B. anstatt eben noch schnell. Als letzter in den Bus zu steigen, in der Schlange am Postschalter den Vortritt zu lassen. Gemüse mit der Hand zu schneiden und zwar in winzige Würfel. Schauen Sie, was dabei passiert. Nichts? Auch gut.

66

„Wenn die Zeit kommt,
in der man könnte,
ist die vorüber,
in der man kann."

Marie von Ebner-Eschenbach
(1830–1916)

Besser erinnern!

Kennen Sie das Gefühl, dass ein Moment so schön ist, dass man ihn festhalten möchte? Dass das nicht geht, wissen wir zwar. Aber den Wunsch, sich etwas zu merken, länger zu behalten, aufzubewahren für dunkle Tage, haben wir dennoch.

Es gibt durchaus ein paar Kniffe, wie sich ein schöner Moment besser einprägt. Zunächst kann man sich das Gefühl ganz bewusst machen: Dies hier möchte ich nicht vergessen. Und sich dabei ein paar Sinneseindrücke bewusst machen. Welches Wetter, welche Farben, welche Gerüche, welche Menschen umgeben mich? Vielleicht gibt es eine Äußerung von jemandem, deren Wortlaut man sich merken kann. Von einer Ausstellung das eine ganz besondere Bild. Eine kurze Notiz im Kalender.

Es gibt Möglichkeiten, die über den Schnappschuss mit dem Handy hinausgehen und deren Wirkung uns länger erhalten bleibt. Nämlich unser Empfinden zu schulen und unser Gedächtnis zu trainieren.

Pikanter Brunnenkresse-Smoothie mit Haselnüssen

Bei diesem Smoothie verbinden sich Genuss und die Möglichkeit, verschiedene Achtsamkeitsübungen auszuführen. Langsam machen, Geschmacksnerven sensibilisieren, bewusst waschen, schneiden, zubereiten. Und gesund ist der frische Drink obendrein!

Für 2 Gläser à ca. 350 ml:

30 g Haselnüsse • 1 Prise Chilipulver • 100 g Brunnenkresse
50 g Romana-Salat • 4 Stängel Basilikum • ½ Zitrone
½ Fenchelknolle mit Grün • 1 Handvoll Eiswürfel
100 ml Mineralwasser • frisch gemahlener Pfeffer zum Bestreuen

1. Die Haselnüsse mit kaltem Wasser bedecken und ca. 6 Stunden einweichen. Anschließend in ein Sieb abgießen und mit 200 ml Wasser und dem Chilipulver im Mixer pürieren.
2. Die Brunnenkresse putzen und waschen. Den Romana-Salat putzen und waschen. Basilikum waschen. Alles grob zerkleinern und in den Mixer geben. Die Zitrone auspressen und den Saft hinzugießen.
3. Die Fenchelknolle mit Grün waschen, putzen und zerteilen. Ebenfalls in den Mixer geben. Die Mischung pürieren, bis sie schön glatt ist. Anschließend das Eis hinzugeben. Alles so lange mixen, bis die Konsistenz sämig ist. Zum Schluss noch ca. 100 ml Mineralwasser hinzugießen und kurz mitmixen. Mit etwas Pfeffer bestreut servieren.

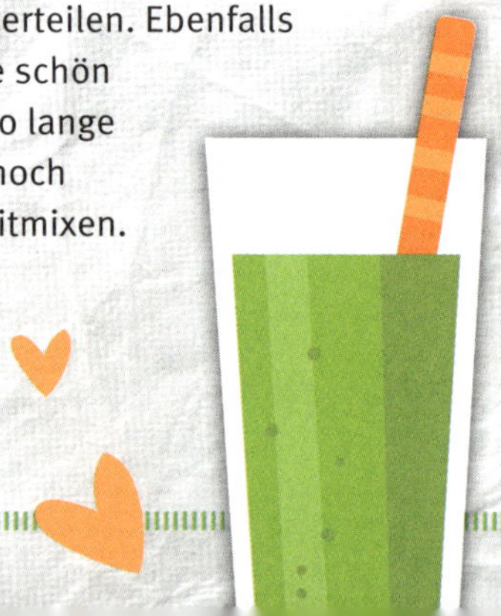

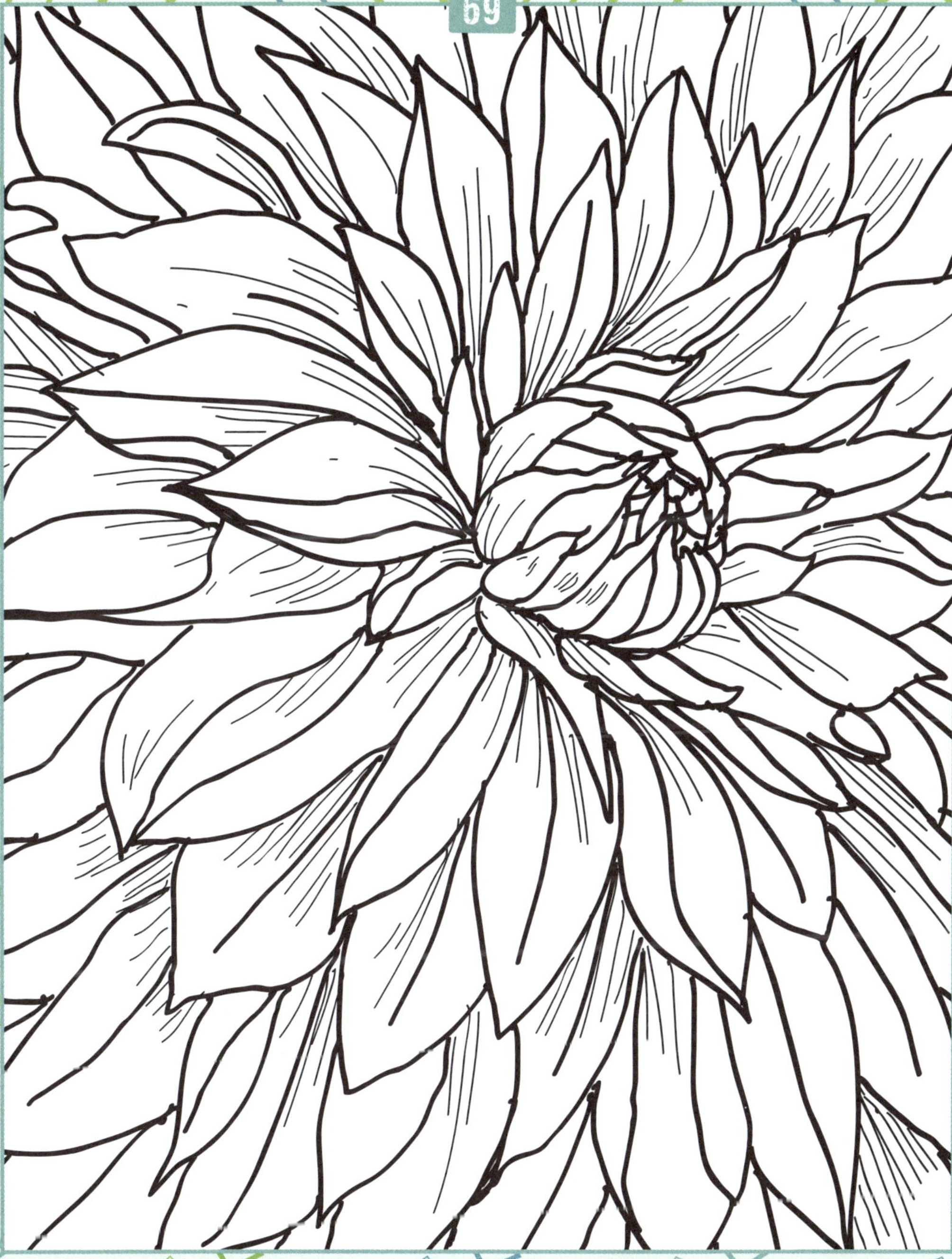

Think slow

Haben Sie mal in der Eile des Aufbruchs etwas Wichtiges gesucht und dabei noch einen Anruf bekommen? Dann wissen Sie, wie unlogisch unser sonst so tadellos funktionierendes Gehirn agiert, wenn man es unter Druck setzt. Einen ähnlichen Effekt kann man beobachten, wenn man kurz vor einer wichtigen Konferenz noch einmal die Unterlagen bearbeiten will.

Kurz: Eile kommt dem Denken nicht entgegen und sei man sonst auch noch so reaktionsschnell. Im Sinne eines guten Ergebnisses ist es daher eher, sich für Dinge, die gut werden sollen, auch genügend Zeit zu nehmen. Folgen Sie einfach der Devise: Für Eile habe ich keine Zeit.

ICH BIN GANZ OHR

Wir sind so entwöhnt davon, uns voll und ganz auf eine Sache zu konzentrieren, dass es normal geworden ist, gleichzeitig Radio zu hören und dazu Zeitung zu lesen. Oder vorm Fernseher zu sitzen und dabei zu stricken. Oder sich zu unterhalten und währenddessen Nachrichten im Handy zu lesen.

Sicher kennen Sie das Phänomen, dass Sie die Nachrichten (teilweise sogar mehrfach am Tag) gehört haben und am Ende doch gar nicht so recht wissen, was los war an dem Tag? Die Gegenmaßnahme: Eine schöne und praktische Übung ist es, sich komplett und ausschließlich auf das Konsumieren aus einer einzigen Quelle zu konzentrieren.

Versuchen Sie sich Einzelmeldungen zu merken. Das gelingt oft besonders gut, wenn man sich vornimmt, danach einer anderen Person davon zu berichten. Ohne Wertung und möglichst detailgetreu, das schärft die Sinne. Denn scharfe Sinne brauchen Sie für die Achtsamkeit.

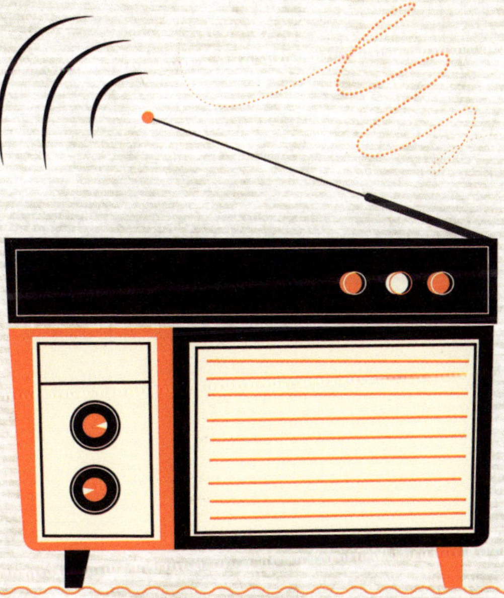

TABLETT mit Herz

Die Astscheiben für das nachfolgende Kreativprojekt können Sie im Hobbyfachhandel oder im Baumarkt fertig kaufen. Oder Sie können sie Stück für Stück selbst zusägen. Das ist zwar etwas mühsamer, aber so sind Sie an der Entstehung des kleinen Astscheibenmosaiks noch mehr beteiligt und können später mit Stolz auf Ihr Werk blicken. Lassen Sie sich Zeit und erstellen Sie die Scheiben ganz in Ruhe. So wird das Hin und Her der Säge fast schon eine meditative Übung.

MATERIAL

- Holztablett in Wunschgröße mit Rand (hier 30 x 40 cm, Randhöhe 5 cm)
- ca. 100 Astscheiben in verschiedenen Größen (hier ca. ø 1 cm–4 cm, ca. 1 cm stark) und aus unterschiedlich farbigen Holzsorten (hier Kirsch- und Fliederholz)
- Grundieröl (Halböl, harzfrei, 50 % Leinölfirnis und 50 % Balsamterpentinöl)

Außerdem

- Transparentpapier
- Borstenpinsel, Gr. 18
- Holzleim
- ggf. Japansäge, 265 mm lang (siehe Tipp)

Größe: ca. 30 x 40 cm

1. Frei Hand ein Herz auf die Mitte des Tabletts zeichnen.
2. Mit den Astscheiben aus dunklerem Holz, ø 1 cm bis 2,5 cm, beginnen, das Herz zu füllen. Dafür zuerst eine Herzseite, danach spiegelverkehrt

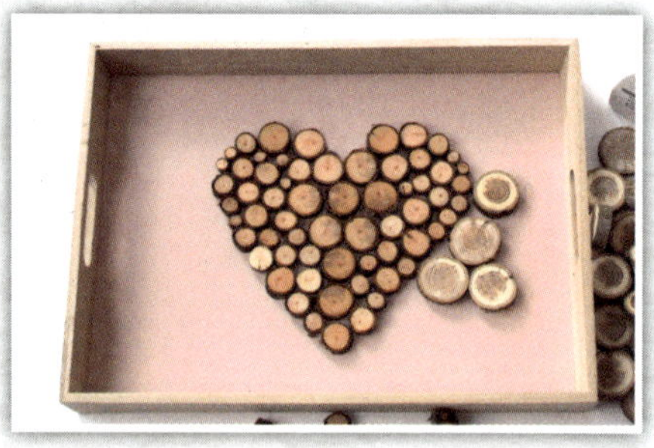

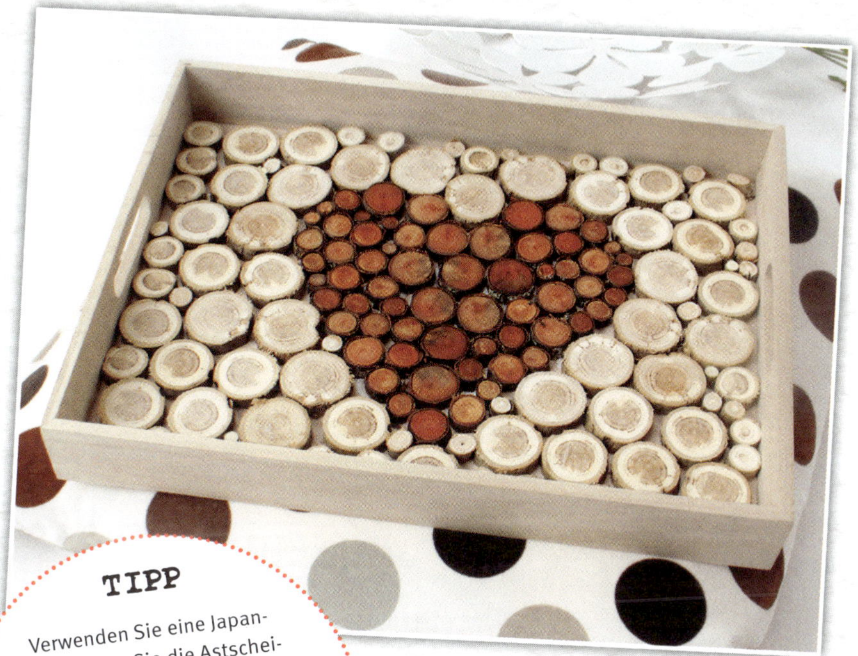

TIPP

Verwenden Sie eine Japansäge, wenn Sie die Astscheiben selbst zusägen, statt sie zu kaufen. Im Gegensatz zu Feinsäge oder Fuchsschwanz arbeitet eine Japansäge ausschließlich auf Zug. Dies ermöglicht ein dünneres Sägeblatt, was sehr feine Schnitte mit geringem Kraftaufwand erlaubt.

die andere Herzseite mit den Astscheiben auslegen. Wenn die Herzform fertig gelegt ist, die Scheiben einzeln anheben und mit Holzleim an gleicher Position wieder auf das Tablett kleben. Trocknen lassen.

3. Nun das restliche Tablett mit Astscheiben aus dem helleren Holz auslegen. Auch hier erst eine Hälfte, dann die gegenüberliegende Hälfte fertigstellen. Zum Schluss letzte Lücken mit den kleinsten Astscheiben füllen. Jetzt die Astscheiben wieder einzeln anheben und an die gleiche Position auf das Tablett kleben. Trocknen lassen.
4. Nach dem Trocknen des Klebers mit dem Borstenpinsel das Herz mit Grundieröl bestreichen, damit die Herzform sich gut abhebt.

Funktionieren

Für viele von uns ist das reibungslose Funktionieren im Alltag das oberste Gebot. Notwendigkeiten und Pflichten bestimmen den Alltag und natürlich Termine, die nicht verschoben werden dürfen.

Das Funktionieren ist so wichtig, dass wir uns Unternehmungen oder gar Experimente von vornherein nicht erlauben. Sie könnten schiefgehen und den Tagesplan oder den Lebensplan durcheinander bringen.

Was aber genau ist „Funktionieren“? Gehorchen wir einem höheren Plan, der erfüllt werden muss? Oder sind es nicht eher Gesetze, die wir selbst aufstellen, um uns ihnen dann unterzuordnen? Fragen Sie sich ab und zu, wer Ihnen die Notwendigkeiten des Lebens diktiert, wenn Sie lieber etwas anderes tun möchten. Denn das eigene Leben zu genießen ist ein größerer Plan, als es reibungslos abzuwickeln.

Wer ist das eigentlich: Ich?

Sich selbst besser kennen lernen. Sich mit der Person bekannt machen, mit der man die meiste Zeit seines Lebens verbringt – vielmehr: jede Sekunde. Das wird unweigerlich das Ergebnis von mehr Achtsamkeit in Ihrem Leben sein. Notieren Sie sich hier einmal, was Sie ausmacht, wer Sie sind. Reicht dafür überhaupt eine Seite?

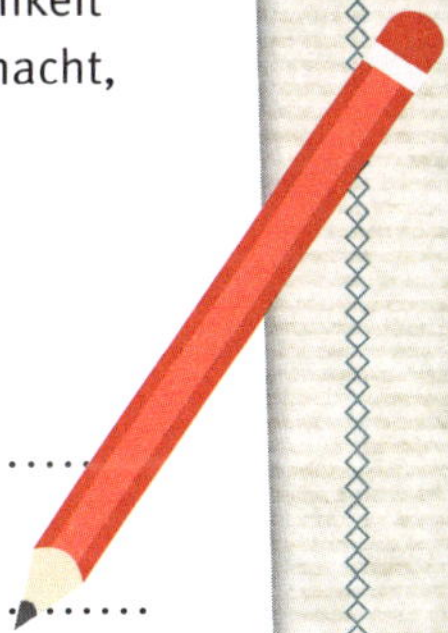

1. ....
2. ....
3. ....
4. ....
5. ....
6. ....
7. ....
8. ....
9. ....
10. ....

75

„Auch aus Steinen,
die einem in den Weg gelegt werden,
kann man Schönes bauen."

Johann Wolfgang von Goethe (1749–1832)

76

ZWEIMAL DREI MINUTEN am Tag

… investieren wir ohnehin in die Zahnpflege, die meisten von uns jedenfalls. Diese drei Minuten können Sie als Ihre regelmäßige Übung zur Achtsamkeit einrichten. Der Vorteil ist, dass man dies ohnehin erledigen und daher dafür keine zusätzliche Zeit einrichten muss. Achtsamkeit beim Zähneputzen beinhaltet, dass wir uns auf ein paar Dinge konzentrieren, die im Alltag ab und zu verloren gehen.

Zum einen ist das wie immer das bewusste Atmen. Außerdem konzentriert man sich auf die Umgebung und schließlich auf die Tätigkeit selbst. Sie werden merken, dass es schon innerhalb dieser Minuten schwer genug ist, die Gedanken nicht von dem abschweifen zu lassen, was Sie gerade tun. Und die abschweifenden Gedanken führen Sie einfach freundlich zurück zum Ort des Geschehens. Das ist alles.

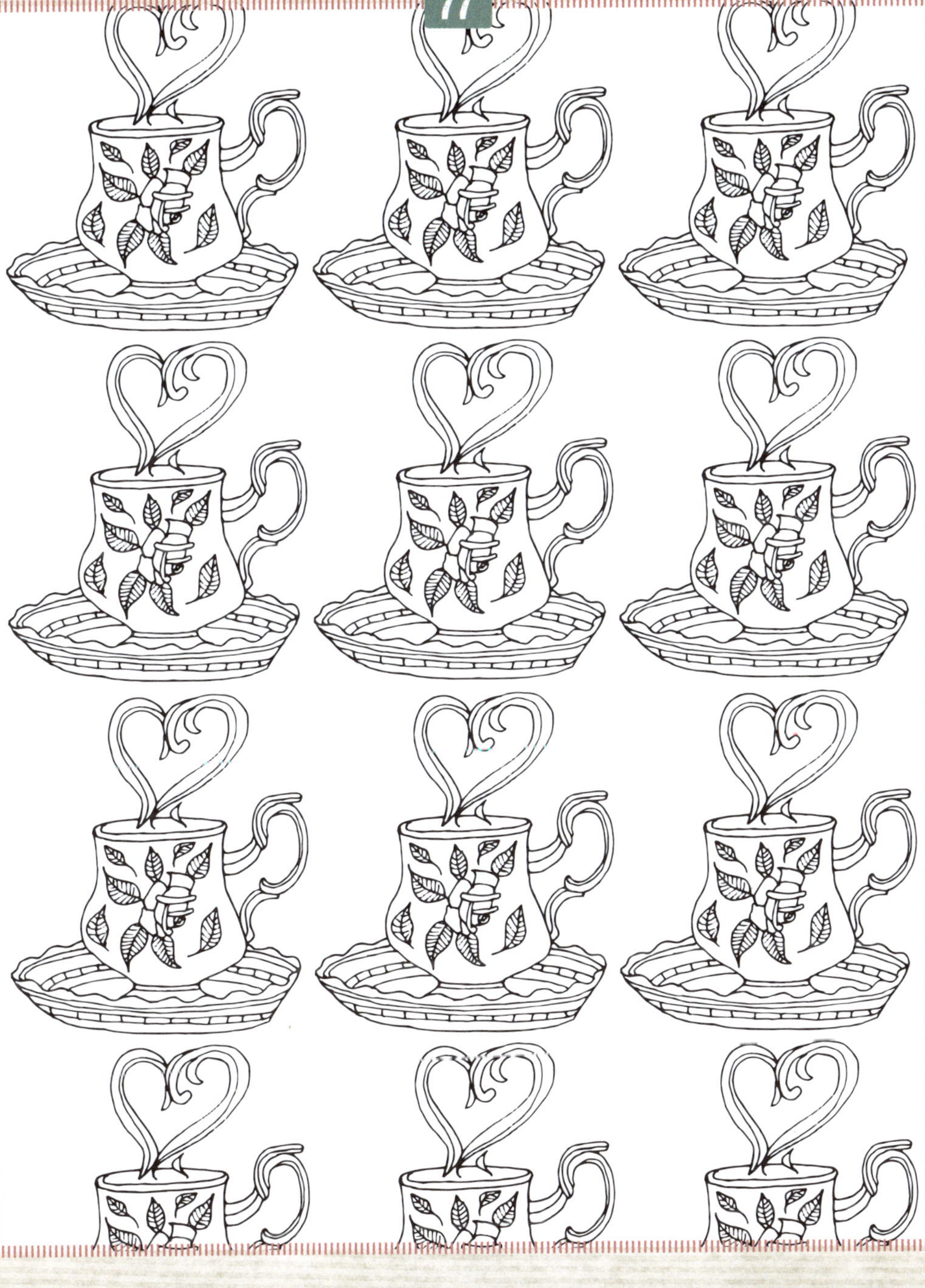

78

Nichtstun

Nichtstun. Was genau bedeutet das? Vielleicht, dass man sich durchaus planvoll in gemütlicher Kleidung aufs Sofa setzt und darauf verzichtet, dazu sofort den Fernseher einzuschalten oder zu einem Buch zu greifen. Vielleicht, dass man mit dem Fahrrad rausfährt und sich auf eine Wiese unter einen Baum legt, nicht zum Lesen, nicht zum Musik hören, allerhöchstens um die Blätter eines Baumes von unten zu begucken.

Nichtstun ist aber noch mehr. Es sind ein paar Minuten, die ich mir erlaube, im Auto sitzen zu bleiben und gedankenverloren nach draußen zu starren. Oder auf dem Badewannenrand, im Wartezimmer, im Café, nachdem die Freundin sich schon verabschiedet hat. Immer dann, wenn kurz Ruhe einkehrt in die Gedanken und die Glieder, wenn der Geist gerade nichts will, außer zu sein. Nichts planen, nichts erledigen, nichts konsumieren. Nichts tun eben.

79

SO EINFACH

„Es wäre gut, wenn ...“, „ich sollte öfter“, „es fällt mir schwer zu ...“. Diese Sätze kennen Sie sicher zur Genüge.

Sie sind schnell ersetzt durch: „Gerade mache ich ...“, „im Moment fühle ich ...“, „in diesem Augenblick sehe/höre/schmecke ... ich“. Das ist schon ein großer Teil des Weges zu mehr Zufriedenheit.

Baum IM STURM

Die folgende Aufwärmübung aus dem Tai Chi versetzt Ihren Körper in einen eher ungewohnten Zustand: Sie werden gründlich durchgeschüttelt. Nehmen Sie die Bewegung während der Übung in jedem Körperteil genau wahr. Wie fühlt es sich an?

1. Stellen Sie die Füße hüftbreit auf, die Knie sind leicht gebeugt, die Schultern gerade, der Kopf in Verlängerung der Wirbelsäule. Jetzt wird geschüttelt! Schütteln Sie den ganzen Körper ein bis zwei Minuten lang kräftig aus. Bleiben Sie locker; bei Schmerzen die Übung abbrechen. Lassen Sie alle Muskeln und Gelenke los, die Sie nicht zum Stehen brauchen: die Schultern, die Arme, die Hände, den Hals, den Unterkiefer, das Gesicht den Bauch usw. Mit den Füßen bleiben Sie fest im Boden verwurzelt.
2. Stellen Sie sich vor, dass Sie ein Baum sind, keine knorrige Eiche, sondern eine biegsame Weide. Während der Sturm an Ihnen rüttelt, bleiben Sie doch fest auf den Füßen stehen. Je mehr Sie aber in allen Gelenken nachgeben und die Muskeln lösen, desto weniger kann er Ihnen anhaben.
3. Schließen Sie nach dem Schütteln die Augen und spüren Sie einen Moment lang nach, wie Sie sich jetzt fühlen und was sich verändert hat. Wussten Sie schon, dass Sie durch Schütteln Ihren Kreislauf so in Wallung bringen können?

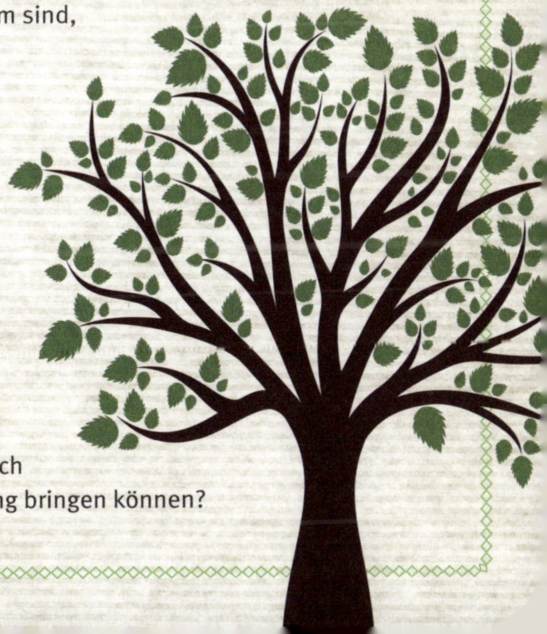

Fußreflexzonenmassage

Auf den Fußsohlen findet sich unser gesamter Organismus in verkleinertem Maßstab wieder. Jeder Punkt ist durch Meridiane mit einem anderen Organ verbunden. Durch eine sanfte Massage wird deshalb nicht nur der Fuß selbst verwöhnt, sondern der gesamte Organismus entspannt. Besonders schön ist die wechselseitige Fußmassage mit einem Partner – aber sie lässt sich auch wunderbar alleine durchführen.

Baden Sie zuerst Ihre Füße in warmem Wasser und massieren Sie sie dann mit Ihrem Lieblingsöl. Zuerst den rechten, dann den linken. Massieren Sie in kreisenden und streichenden Bewegungen, vergessen Sie auch die Zehen nicht.

TIPP: Anfänger können die ersten Male auch mit Reflexzonen-Socken arbeiten, auf denen die einzelnen Zonen eingezeichnet und benannt sind.

82

Eine Frage ...

Ein Leben hat so viele Tage. Gute und schlechte, glückliche und super-glückliche und tieftraurige, langweilige und prägende und ganz viel dazwischen. Welchen Tag in Ihrem Leben würden Sie gerne nochmal erleben?

83

Kurz-Tagebuch

Sie haben keine Zeit oder keine Lust zum Tagebuch schreiben, möchten aber ein wenig von Ihrem Leben schriftlich festhalten? Beginnen Sie ab heute mit einem ganz besonderen Tagebuch: Fassen Sie Ihren Tag, Ihre Gedanken oder Ihre Gefühle jeden Tag zusammen. Aber mit nur einem Wort pro Tag.

Später werden Sie vielleicht nicht mehr wissen, was Sie damit sagen wollten. Aber das ist auch nicht wirklich relevant. Denn ob Sie nun „grün", „Stress" oder „Pizzateig" aufschreiben – einen ganzen Tag in nur einem Wort zusammenzufassen, ist eine wunderbare Übung, um achtsam auf die vergangenen Stunden zurückzublicken. Was ist eigentlich passiert? Was war mir heute besonders wichtig? Was ist erinnernswert?

Ein bisschen *geht immer*

Bestimmt kommt Ihnen das bekannt vor: Man würde gerne damit anfangen, sich etwas Gutes zu tun, eine Atemübung auszuprobieren oder sogar eine Meditation. Es fehlt allein die Zeit.

Wenn man abgehetzt vom Einkaufen kommt, passt es nicht. Abends lässt man sich lieber vorm Fernseher nieder. Und kurz vorm Schlafengehen bemerkt man, dass man jetzt zu müde ist.

Darum braucht es einen Entschluss: Eine kleine Pause ist immer drin. Vielleicht indem man in der Straßenbahn locker lässt und nicht versucht mit starrem Blick das Tempo zu beschleunigen. Auch Zähneputzen oder Schulbrote schmieren kann als Pause genutzt werden. Bei der Arbeit kann man sich zwischendurch drei stille Minuten erlauben, um einen Tee zu trinken und dabei den Verkehr draußen zu beobachten. Vielleicht auch die Augen zu schließen, ein paar bewusste Atemzüge zu nehmen und die Lebendigkeit des eigenen Körpers zu spüren.

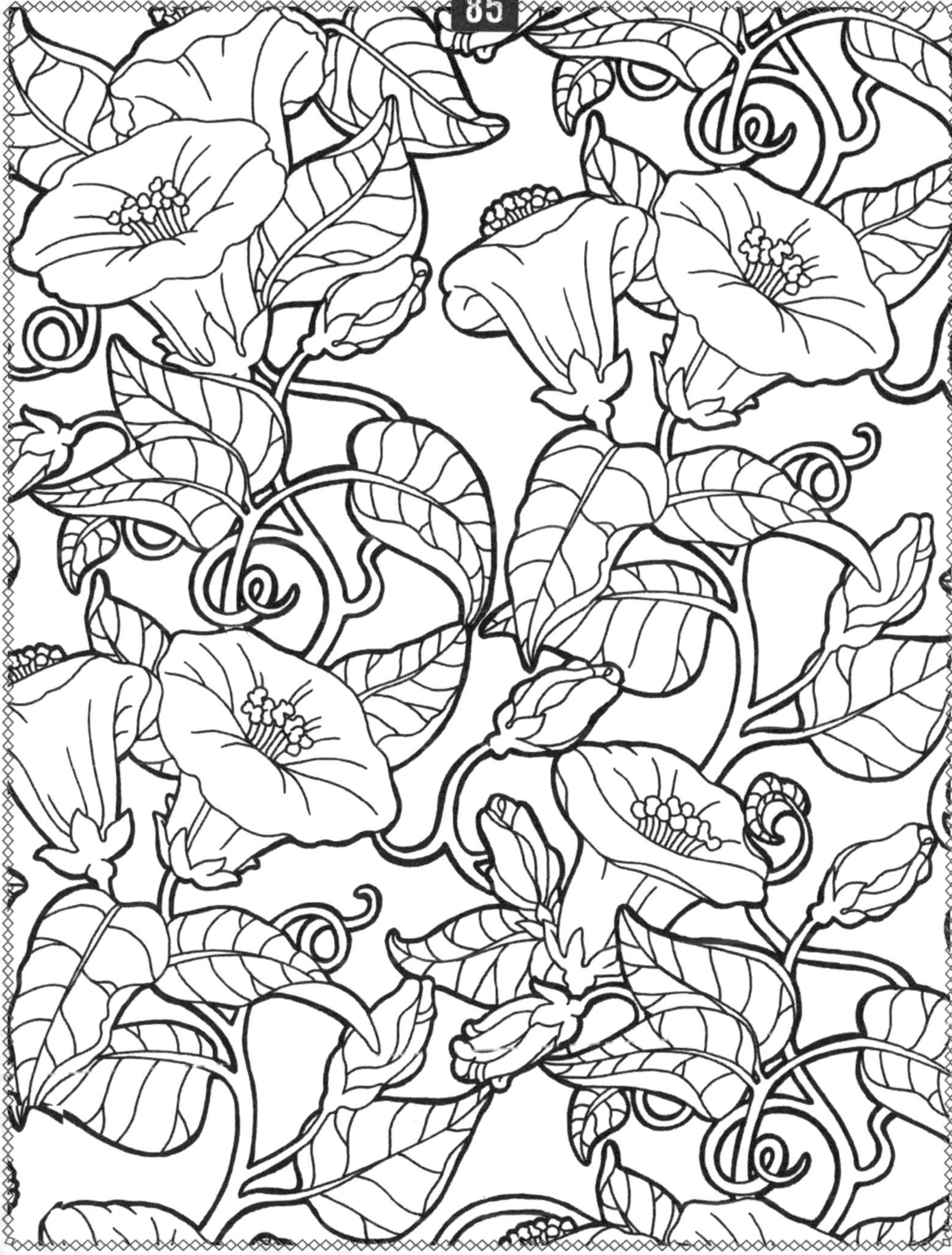

86

GRÜNE HARMONIE

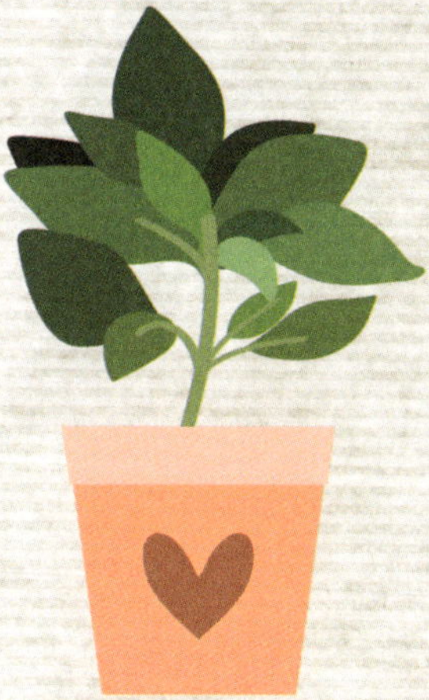

In der Farbenlehre symbolisiert Grün nicht nur die Hoffnung, sondern steht auch für Erneuerung, Harmonie und Natürlichkeit. Grün gibt es in vielen Farbnuancen: Bläuliche Grüntöne wirken eher beruhigend, gelbliche anregend und frisch. Grün ist daher die perfekte Farbe, um Ihre Relaxzone zu Hause zu gestalten. Es müssen ja nicht gleich grüne Tapeten sein. Auch Kissen, Decken, Zimmerpflanzen und sonstige dekorative Accessoires verwandeln Ihre Lieblingsecke in ein kleines Entspannungsparadies.

87

„Ein kurzer Moment der Seelenruhe ist besser als alles, was du sonst erstreben magst."

Persisches Sprichwort

Wo ist die Lücke?

Kann man das? Gar nicht denken? Wir sind so daran gewöhnt, dass uns irgendein Gedanke immer durch den Kopf geht. Und diesem Gedanken folgt logisch ein nächster. Ob man diesen dann zu Ende gedacht hat oder nicht, spielt fast keine Rolle, denn die nächsten Gedanken drängeln schon rein und fordern Beachtung. Es müsste schön sein, einen Moment zu erleben, in dem wir nicht mit einem Gedanken beschäftigt sind.

Das ist die Idee, um der es in buddhistischen Praktiken wie auch bei der Achtsamkeit geht: Man geht auf die Suche nach der Lücke zwischen zwei Gedanken, auf die Suche nach Leere. Zunächst blitzen diese Lücken nur kurz auf, aber mit Übung und Konzentration kann man an diesem Ort immer länger verweilen. Wer diesen Ort einmal kennen gelernt hat, der wird immer wieder hin wollen.

Blumiger Spiegelrahmen

Gefallen Sie sich besser, wenn Sie ein Foto von sich anschauen oder in den Spiegel blicken? Ab jetzt ganz bestimmt im Spiegel, wenn er von einem so zauberhaften Blütenrahmen umgeben ist. Eine schöne Kreativübung mit besonders dekorativem Ergebnis, an dem Sie sich jeden Tag erfreuen können.

Größe: ø außen 67 cm, ø innen 26 cm

MATERIAL

- 16 Bögen Tonpapier in Grau, DIN A4
- 8 Bögen Tonpapier in Rosa, DIN A4
- rahmenloser Spiegel, ø 55 cm

Außerdem

- Cutter und Schneideunterlage
- Heißkleber
- runder Gegenstand, ø 26 cm, als Platzierungshilfe (z. B. ein Teller)

1. Die grauen Tonpapierbögen jeweils mittig falten und entlang des Falzes mit dem Cutter auseinanderschneiden, sodass je zwei DIN-A5-große Blätter entstehen, also insgesamt 32 graue Blätter. Die rosa Tonpapierbögen ebenfalls zu DIN-A5-Bögen schneiden, dann alle nochmals falten und zuschneiden, sodass insgesamt 32 DIN-A6-Papiere vorliegen.
2. Für die Trichter bei einem beliebigen Blatt durch einen ca. 1 cm langen Falz an einer langen Seite die Mitte markieren. Dann die rechte Seite zu diesem Mittelfalz hin zu einem Trichter einschlagen, anschließend die linke Seite darum herum wickeln. Dabei darauf achten, dass oben eine geschlossene Spitze

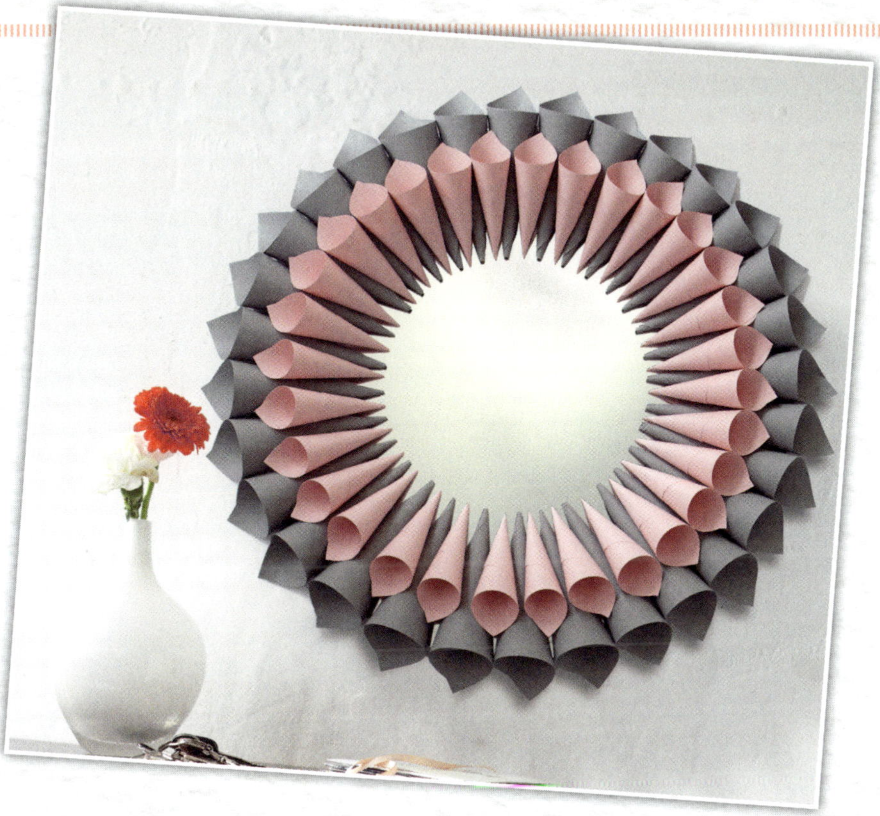

entsteht. Mit Heißkleber (oder alternativ einem Stück doppelseitigem Klebeband) fixieren. Mit allen weiteren Blättern auf die gleiche Weise verfahren. Es werden je 31 graue und 31 rosa Trichter benötigt.

3. Zum Legen der Trichter exakt in der Mitte des Spiegels den runden Gegenstand mit ø 26 cm (Teller) als Anlegehilfe platzieren. Anschließend zuerst die grauen Trichter legen, dabei liegen die Trichterspitzen am 26-cm-Innenkreis (Tellerrand) an und sind zum Kreismittelpunkt ausgerichtet. Sind alle grauen Trichter ausgerichtet, diese Stück für Stück mit Heißkleber auf den Spiegel kleben. Anschließend die rosafarbenen Trichter in die Mulden zwischen den grauen Trichtern legen. Auch hier die Trichterspitzen an den Anlegekreis legen und zum Spiegelmittelpunkt ausrichten. Die rosafarbenen Trichter auf die grauen kleben.

Muss ich ins Kloster?

Meditation, Selbstfindung, Abgeschiedenheit – das sind häufig gegebene Antworten auf die Überlastung, die aus der Fülle an Möglichkeiten und Informationen resultiert, die uns täglich umgeben und bestürmen.

Immer öfter hört man von Menschen, die einen Schlussstrich ziehen, ein Machtwort sprechen, als Reaktion darauf. Spürt man da nicht schon wieder eine Verpflichtung oder Aufforderung zum rechten Tun, dazu, einen Weg zu finden aus Hektik und Trubel?

Dabei muss niemand in abgelegenen Idyllen oder fernöstlichen Klöstern nach Erholung und Erfüllung suchen. Die Quellen der Ruhe liegen so nah: joggen nach der Arbeit, ein neues Beet anlegen im Garten, ein Saunabesuch, vielleicht mal ganz alleine. Den Fernseher nicht einschalten, sondern aus dem Fenster schauen. Der Alltag bietet jede Menge Oasen und Möglichkeiten der Entspannung. Es verlangt keine tiefgreifenden Entscheidungen und schon gar keine Fernreisen.

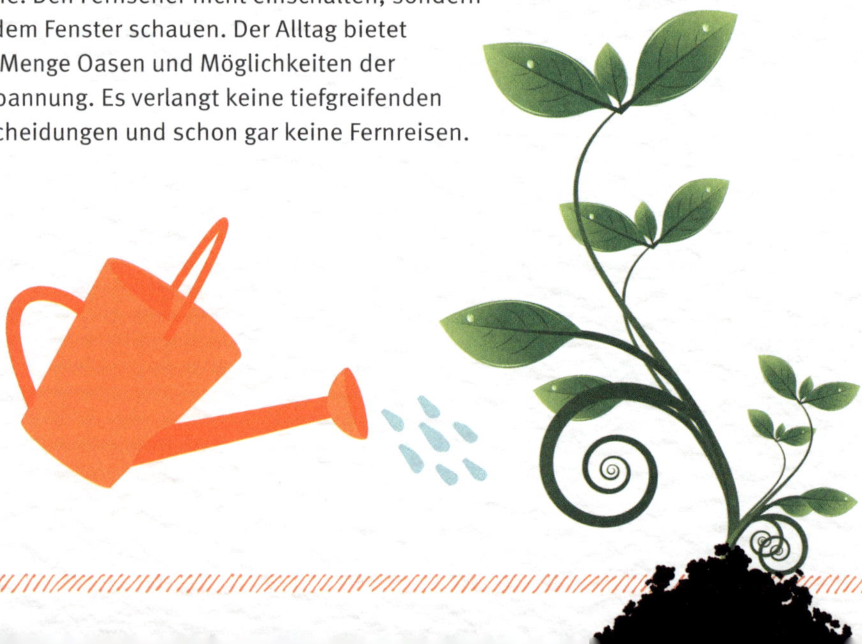

Staubwischen *auf der Seele*

Fliesen wischen, Tischplatten polieren, Beete von Unkraut befreien, Spargel schälen. Mit großer Wahrscheinlichkeit handelt es sich bei diesen Tätigkeiten nicht gerade um Ihre Lieblingsbeschäftigungen.

Immerhin aber sind diese monotonen Arbeiten hervorragend geeignet, sich in achtsamer Tätigkeit zu üben. Lassen Sie sich einfach darauf ein, sie zu tun. Konzentrieren Sie sich auf den reinigenden Aspekt Ihres Tuns und richten Sie Ihre Gedanken ausschließlich darauf. Vielleicht erfreuen Sie sich jedes Mal ein wenig mehr an der Ruhe und Sorgfalt, mit der Sie die Tätigkeit ausführen.

Ein treuer Helfer ist wie immer Ihr Atem. Visualisieren Sie beim Polieren oder Reinigen, wie Sie Seele und Hirn von Altlasten befreien und auf Hochglanz bringen. Vielleicht können Sie sich zum Schluss sogar darin spiegeln.

Heißer Kürbisdrink für zwei

Kürbis trinken? Ja! Ein wunderbares, heißes Herbstgetränk, das Ihre Geschmacksnerven aus dem drohenden Novembertief holt.

Zutaten:

500 g küchenfertiger Kürbis, geputzt gewogen
500 ml Milch • 175 g brauner Zucker • frisch geriebene Muskatnuss
gemahlene Nelken • Zimt • geschlagene Sahne

Den Kürbis in Alufolie wickeln und im Ofen bei 175 ° weich garen. Abkühlen lassen. Das Fleisch von der Schale lösen und mit Milch, braunem Zucker und den Gewürzen mit dem Pürierstab aufmixen.

In einen Topf geben und unter ständigem Rühren vorsichtig (darf nicht anbrennen!) erwärmen. Gegebenenfalls mehr Milch hinzugeben, falls das Getränk zu dickflüssig wird. Nach Geschmack nachwürzen oder direkt in Gläser füllen. Mit einem Klecks geschlagener Sahne und mit Zimt bestäubt servieren.

93

Heute in einem Jahr

Es klemmt. Sand ist im Getriebe. Ein Freund hat sich geärgert, ein Projekt wird nicht pünktlich fertig, der Magen rebelliert, obwohl morgen ein wichtiger Termin ist.

Wir kennen alle die Momente, wenn es nicht weitergeht. Wenn wir wütend über etwas sind, beschämt oder sogar verzweifelt, weil es nicht so klappt, wie wir uns das in diesem Moment vorstellen.

An einem solchen Punkt hilft es sich zu fragen: Wie werde ich morgen, in einem Monat, in einem Jahr zu diesem Problem stehen? Ist mein Problem dann noch von Bedeutung? Wahrscheinlich rückt das Thema in diesem Moment schon ein wenig in den Hintergrund. Es wird uns klar, dass es sich um etwas handelt, was vorüber geht. Schon wird es leichter, innerlich darüber zu lächeln und sich klarzumachen: Alles ist im Fluss und nichts bleibt so problematisch, wie es gerade scheint.

94

„Es ist ein angenehmes Gefühl,
auf dem Rücken zu liegen
und den leichten, weißen Wolken nachzueifern
mit reiselustigen Gedanken."

Paul Zech (1881–1946)

WÜNSCHE

Was täte ich, wenn ich genügend Zeit, Geld und Unterstützung hätte? Welche Herzenswünsche hege ich, die sich rein theoretisch umsetzen ließen? Machen Sie eine Liste, die so konkret ist wie möglich. Priorisieren Sie ein paar Wünsche. Nehmen Sie sich was vor! Sonst bleiben sie vielleicht für immer Hirngespinste.

1. ....
2. ....
3. ....
4. ....
5. ....
6. ....
7. ....
8. ....
9. ....
10. ....

Ruhemomente

Bewegung ist gut, dann spürt man das Leben. Bewegte Tage mit vielen Erlebnissen bleiben uns besser in Erinnerung als gleichförmige. Der Mensch freut sich, wenn er etwas in seinen Kalender einzutragen hat, das über die Geburtstage der Familienmitglieder hinausgeht.

Leben spüren kann man aber auch, wenn man ruht. Manchmal ganz besonders. Beim Innehalten wird uns klar, wer wir sind, was wir tun, können ab und an unser Verhalten und Tun hinterfragen.

Nehmen Sie sich ruhig jeden Tag einen Moment zum Innehalten. Lassen Sie den Tag am Abend kurz Revue passieren. Was ist alles passiert? Wie habe ich mich dabei gefühlt? So wie Sie jeden Tag die Neuigkeiten in den Nachrichten erfahren möchten, so können Sie sich auch dafür interessieren, was an Ihrem eigenen, höchstpersönlichen Tag passiert ist.

97

Nach Ihnen!

Wir beklagen oft die Hektik in unserem Leben und bemerken vielleicht gar nicht, dass einiges davon selbst gemacht ist. Ist es wirklich nötig, die Ampel noch bei Dunkelgelb zu nehmen, in letzter Sekunde in den Aufzug zu springen oder in der Warteschlange bloß keinem Drängler nachzugeben?

Es ist einen Versuch wert, diese Dinge einmal mehr dem Zufall zu überlassen. Ob ich die Kreuzung jetzt überquere oder in fünf Minuten, ist meistens egal. Ich nehme die Treppe und freue mich über die kleine sportliche Einlage. Ich lasse der ungeduldigen alten Dame den Vortritt und bedenke sie sogar mit einem Lächeln. Wer noch mehr üben will, lässt umständlichen Ausparkern alle Zeit der Welt und umrundet nonchalant und guter Dinge die Menschen, die direkt am Ende der Rolltreppe stehen bleiben, um sich in aller Ruhe zu orientieren.

Der Gewinn dabei ist nicht Zeit, dafür aber gute Laune und das Wissen, dass es Wichtigeres im Leben gibt als mit verbissener Miene ein paar Sekunden einzusparen.

98

TON AUS

Wenn Sie das nächste Mal einen Film im Fernsehen schauen und es kommt mal wieder Werbung, ärgern Sie sich nicht – sondern machen Sie den Ton aus und Ihre achtsamen Sinne an. Wie wirkt ein altbekannter Werbespot jetzt? Wie funktioniert der Mini-Werbefilm so ganz ohne Musik? Was gibt es alles auch rings um die zentralen Figuren und Produkte zu entdecken? Was sagt die Körpersprache der Schauspieler aus? Sie werden sehen, auf welch ganz andere Dinge Ihr Augenmerk fallen wird, wenn der Ton entfällt.

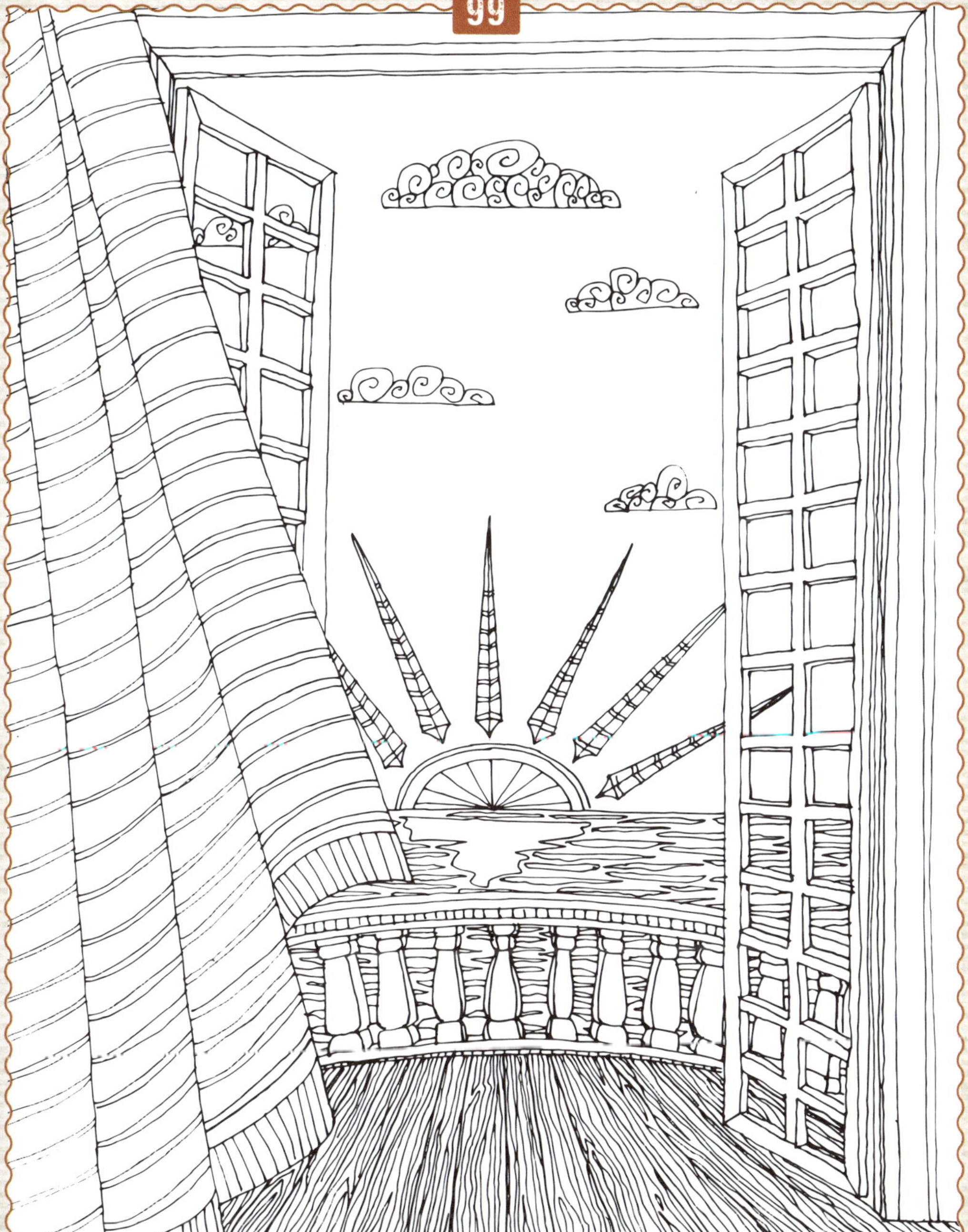

„Nimm dir jeden Tag die Zeit,
still zu sitzen
und auf die Dinge zu lauschen.
Achte auf die Melodie des Lebens,
welche in dir schwingt."

Buddha (ca. 560–480 v. Chr.)

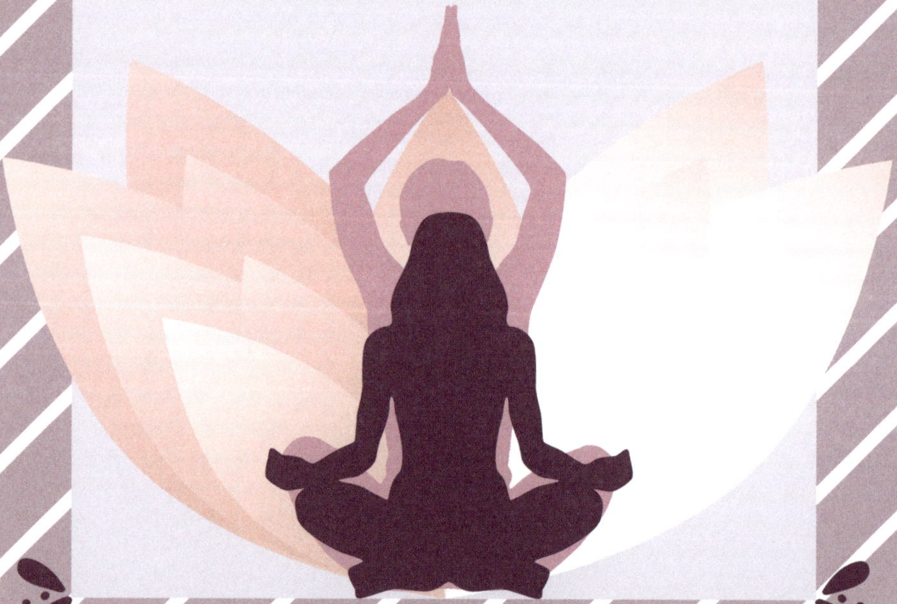

ORIGAMI-GRUNDFALTUNGEN UND FALTSYMBOLE

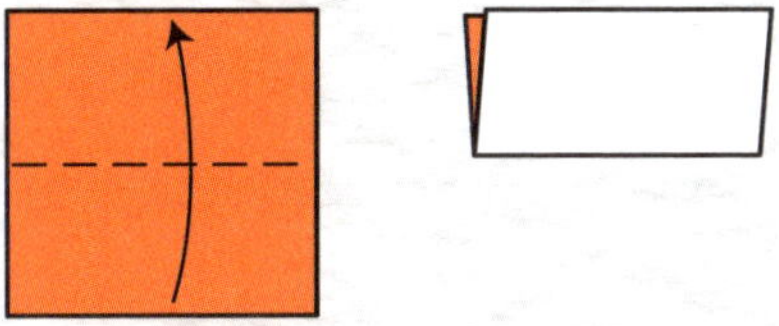

Talfalte: In Pfeilrichtung entlang der Strichlinie falten.

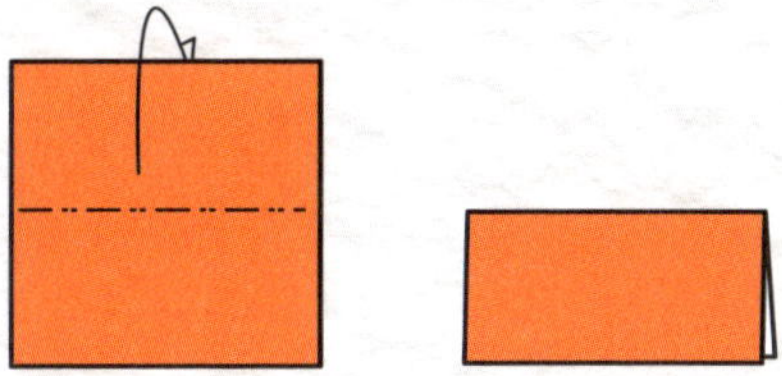

Bergfalte: Nach hinten entlang der Strichpunktlinie falten.

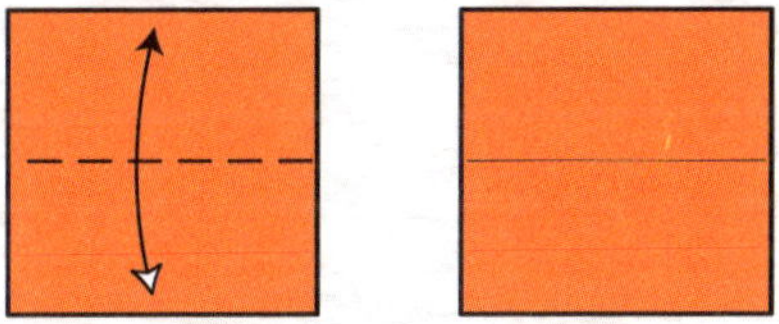

Falten und entfalten: Talfalte anlegen und wieder öffnen. Als Ergebnis entsteht ein Knick.

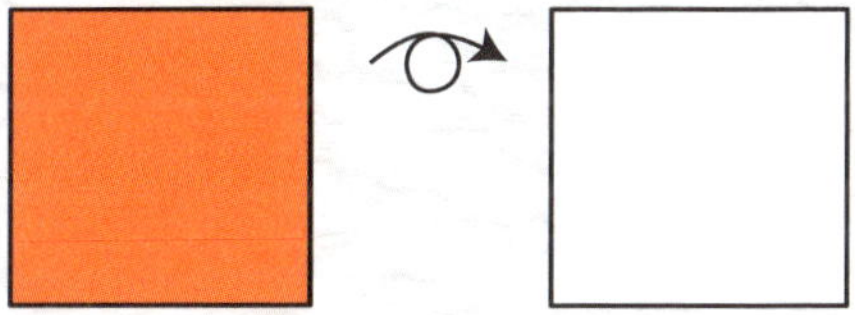

Modell wenden: Papier bzw. Modell anheben und mit der Rückseite nach oben ablegen.

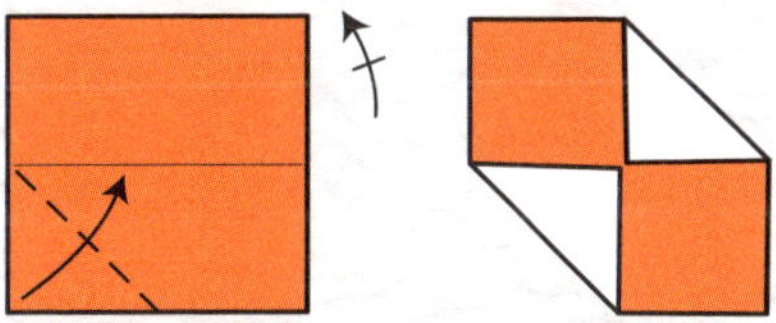

Faltschritt(e) wiederholen: Die in der vorliegenden oder auch in den vorausgehenden Skizzen dargestellten Faltanweisungen an anderer Stelle des Modells wiederholen.

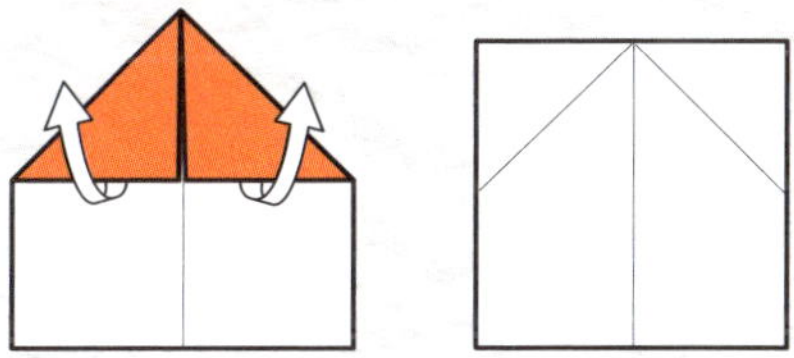

Papierlagen anheben / öffnen: Bereits gefaltete Bereiche des Modells wieder entfalten.

VORLAGE

Weg 31: Hübsch bestickt

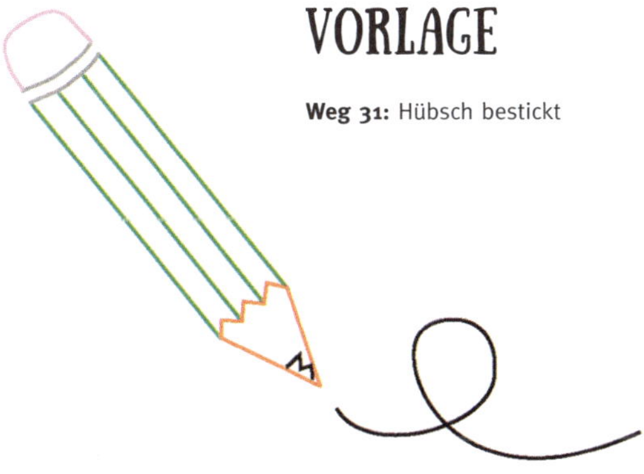

ABKÜRZUNGEN

ca.	circa
El	Esslöffel
g	Gramm
LL	Lauflänge
ml	Milliliter
Msp.	Messerspitze
Tl	Teelöffel

TEXT- UND BILDNACHWEISE

Texte:
Delphin Verlag: Weg 5, 7, 23, 30, 32, 46, 51, 82, 83, 86 und 98 sowie jew. die Einleitung zu Weg 14, 20, 27, 31, 39, 40, 45, 50, 54, 60, 64, 68, 72 und 89
Nina Engels: Weg 35 und 81
Iris Warkus: Vorwort und alle weiteren Texteinträge

Kreativ- und Wellnessideen:
Evi Binziger: Weg 40; Sandra Catherine Breiter: Weg 72; Nina Engels: Weg 39; Anita Fischer: Weg 20; Dr. Claudia Lainka: Weg 8 und 64; Sabine Lauster: Weg 89; Jessica Stuckstätte: Weg 54; Patricia Ziegler: Weg 31

Rezepte:
Delphin-Verlagsarchiv: Weg 68; Nina Engels: Weg 14; Marie Gründel: Weg 27 und 60; Annerose Sieck: Weg 45 und 92

Yoga- und Tai-Chi-Übungen:
Dr. Thomas Methfessel: Weg 50 und 80; Barbara Klein, Jutta Schuhn, Michael Sauer, Sylvia Winnewisser: Weg 25

Ausmalbilder:
Christoph Heuer: Weg 69; Hendrik Kranenberg unter Verwendung von INTERFOTO: Weg 49; Thorwald Spangenberg: Weg 5, 16, 36, 59, 77 und 99; Mia Steingräber: Weg 26 und 85

Fotos:
Ullrich Alber: Weg 31, 64 und 89; Sandra Catherine Breiter: Weg 72; André Köhl: Weg 40; Nils Nienhagen: Weg 20; Maren Stöver, Cutter & Soul: Weg 54; TLC Fotostudio: Weg 27, 45 und 92

Illustrationen und Hintergründe:
Nick Robinson (Faltskizzen Weg 40)
Fotolia.com: © Iveta Angelova, © Annykos, © elenamedvedeva, © Jürgen Fälchle, © LeitnerR, © locotearts, © mrswilkins, © Naturestock, © pomah, © sergo77, © surachetkhamsuk, © tanawatpontchour, © zzorik
Designed by Freepik.com: © 0melapics, © Balasoiu, © D3Images, © Freepik, © Harryarts, © kjpargeter, © Kreativkolors, © maestro99, © Olga_spb, © Patchariyavector, © Starline, © Veraholera, © vvstudio